JN120932

Dr.ミヤタクの研修医養成ギプス

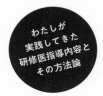
わたしが
実践してきた
研修医指導内容と
その方法論

著 宮城島拓人

釧路ろうさい病院内科／副院長

推薦のことば

　「宮城島再生工場」とは、本書で語られる、釧路ろうさい病院内科の別名である。ほのかな愛嬌を感じるとともに、どことなく、大学でうまくやっていけなかった若い医者を田舎でゆっくり育成し直すような、牧歌的なニュアンスもある。

　しかしこれは宮城島拓人先生なりの、「一流の謙遜」であろう。なぜなら、私が知る同科の通り名は、誰が呼んだか、「北大第三内科第二医局」だからだ。

　全国の地方病院が研修医取得に苦労する中、過疎地中の過疎地である釧路市において、毎年多数の研修医・専攻医を育てて全国に輩出している様は、古き良き「大学医局」に例えられるにふさわしい。おまけに若手指導のみならず、道東圏の医療を文字通り支えているのだから恐れ入る。担当する疾病の広さよ！　消化器内科、腫瘍内科、血液内科、呼吸器内科、肝臓内科、感染症内科。これらを内科医たちが手分けして診ているわけではない。「みんな全部見る」。医局員全員がゼネラリストかつスペシャリストである。

　研修医養成ギプスとはよく言ったものだ。ただし昭和の香りは煙幕である。教授になる道を選ばなかった著者の洞察、先見、連環、矜持、後悔、理念、栄光、宿業。ナラティブは患者だけのものではない、医者にだって物語がある。

札幌厚生病院病理診断科
市原真

はじめに

　前代未聞の新型コロナ感染症が世界を席巻している。まだまだ先が見えない不安の中で医療の現場はこの新規感染症の診断、治療、そして予防のためのワクチン接種に汗だくになって対応している。

　世の中は生活のニュースタイルを構築しようと必死だ。しかし、医療にはニュースタイルなどない。新型コロナウイルス感染症の出現により、リモート診療やAI（人工知能）を駆使したシステムなどの構築は加速されてきた印象はあるが、医療の本質は目の前にいる助けを求める患者をいかに救うかにある。その基本は患者の体と心に触れることであり、技術と言葉で癒すことにある。それは、未来永劫変わりはない。その文脈ではコロナ禍であろうとも、サスティナブルな研修医の指導に特別な変化はないと感じている。

　外出の制限や外食の自粛が求められる中で、病院と家との往復を繰り返す日々を送るうちに、私が釧路ろうさい病院という定点で30年近くやってきた代わり映えのしない研修医の指導の実際を言語化する意義を考えるようになった。コロナ禍だからこそ、今だからこそできるのではないか。そう考えながらキーボードをたたき始めた。

　波乱万丈な世の中の外力に惑わされない研修医との付き合い方を、読者の皆さまと共有し、少しでも共感が得られたら幸せだと思っている。

2021年11月
さわやかな青空の釧路にて
宮城島拓人

目次 CONTENTS

つまずいた者たちへのエール　　　　　　　　　　92

ひと休み

新3K/1年の差/やりすぎは良くない/ここにもあった、マルチタスク？/どこまで似る！/初期研修医のド根性/Gastroenterohematologist/見落としと再発/OB（オーベー）だけでも、れっきとしたカルテ記載/針のむしろ/You know……/目的を誤ると/鼓音、濁音、濁音界/検査誘発性貧血/優しいだけじゃいや/HBVワクチンは医療行為の肝である/内視鏡で食っている話/若い女性を診る時の心構え/「ビンゴ！」を引き当てた研修医/二次救急にへばりつく研修医/ESD（内視鏡的粘膜下層剝離術）専門医の心境/「し・な・び・る」/年度末のメール地獄/オー・ジェイ・ティー！/負けない診断/コロナ禍で変わる学生の指向/自分探しをしにきた研修医/"ほっちゃれ"でもいいですか？/病院間シャトルバスの夢

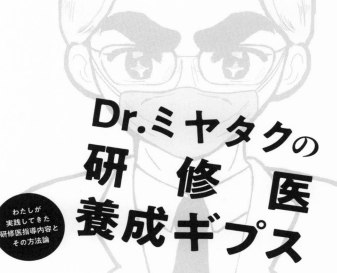

Dr.ミヤタクの
研 修 医
養成ギプス

わたしが
実践してきた
研修医指導内容と
その方法論

プロローグ
Experience based medicine としての EBM を語る覚悟

　私が子どもの頃（昭和40年代）はスポ根（スポーツ根性）漫画があふれていた。真っ先に頭に浮かぶのが、『巨人の星』（原作：梶原一騎）のテレビ画面の一コマ一コマである。「思いこんだら試練の道を　行くが男の　ど根性〜」と始まるオープニングソングが流れる中で、高校球児の反吐が出るまで続くうさぎ跳びシーン。そして息子・飛雄馬をプロ野球選手（巨人軍）に育成すべく、星一徹が飛雄馬に装着した「大リーグボール養成ギプス」。特殊なエキスパンダー（そもそもこの言葉すら死語かもしれない）で四六時中両腕をがんじがらめにされて筋力をつけるという代物で、野球漬けの英才（偏狭？）教育が物語のベースを奏でる。

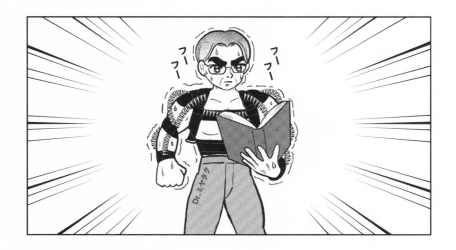

しかし今の世の中で、うさぎ跳びは膝を痛めるだけの無用の、いや有害なトレーニングと認識され、誰もやらなくなった。運動中は水を飲むなというのも、過去の負の遺産として語り継がれる。俺の背中を見て覚えろというのも、昭和枯れススキでしかなくなったし、体罰などもってのほかと相成った。人を育てる、鍛えるうえで、スポ根漫画は反面教師にしかならなくなったのだ。

昭和のスポ根時代に医師になり、平成の時代に多くの研修医や若手医師と現場で触れあい、令和の時代に次の世代へのバトンタッチの準備をしている自分が、最後にできることは何かを考えるようになった。そんな時、金芳堂の藤森さんから、実体験に基づく研修医指導のエッセンスを本にしてみないかとのお誘いがあった。

いつまでも大リーグボール養成ギプスにこだわっているわけではないが、スポ根で育てられた昭和の医師が、新しい世の研修医と付き合う中で、どのような指導が適切だったのか、あるいは不適切だったのか。それは読者の判断に任せるとして、徒然なるままに吐露してみるのも私の最後の仕事にふさわしいと考えるようになった。

研修医指導にもエビデンスは確かにあるのかもしれないが、私の吐露は決してEBM（Evidence based medicine；科学的な根拠に基づいた医療）ではない。むしろ同じEBMでもExperience based medicine（経験に基づいた医療）に近い。しかし、指導は科学的根拠が必須であっても、経験的根拠すなわち実体験の蓄積をなくしてはなし得ないと理解している。

そういうスタンスで書かれていることを了解していただけるなら、古株指導医の考えを垣間見ようとしている研修医や、これから研修医指導に携わる若手指導医の先生たちへ私のEBMを語ろうと思う。

Dr.ミヤタクの研修医養成ギプスはこうして生まれることになった。

1 まず私のことを語ろう

　昭和59年（1984年）に医者になった。新型コロナの時代の学生には申し訳ないが、学生時代は散々バスケをやった。当然授業出席は散々だった。その当時はそれで何とかなった。そういうものだと先輩から教えられた。卒業と同時に大学の医局に入る（入局）のが一般的だった。というより卒業→入局というレールは有無を言わさぬ力があった。当然教授が頂点である。そのヒエラルキーの傘に入り修行を積むのが当たり前だった。本州から来ている連中は東大などの有名どころに入局する者もあったが、原則（不文律のようなもので）卒業大学に入局するのが慣わしだった。私も迷わず北大第三内科の門を叩いた。なぜ、第三内科だったか。当時は内科で癌を治せるのは血液内科しかなかった。そんな内科に憧れた。第三内科は血液疾患と消化器病が主体の内科であり、しかも当時の第三内科のM教授が血液を専門としていたのだ。目的がはっきりしてかっこいいように思われるかもしれないが、今となっては後付けの寓話のような気がする。本当のところは、先輩の口車に乗って何となくふわっと入局させられただけかもしれない。

　4月に入局して病棟に行くのはいいが、まだ国家試験の発表がない。その頃は5月に入ってからだったと思う。それまでは、医師でもなく学生でもなく宙ぶらりんのまま病棟に隣接する医師部屋にたむろしていた。医者でもないのに採血や点滴の指導を受けて、実際やっていた！　そうして5月の医師国家試験の発表があると、そっと一人二人と医局に来なくなる。試験に落ちた者たちの悲哀だった。

　ノイヘレン〔ドイツ語のneu（新しい）とHerr（英語でMr.）の造語、新人という意味〕と言われた私たちに対してのカリキュラムに則った研修プログ

ラムなど、当時は皆無だった。一つ上の先輩から医局で生き残るためのノウハウを学べるわけでもない。なぜなら、少なくとも第三内科は2年目から地方の関連病院に放出されるからだ。放出とは言葉が悪い。地域医療の駒となれ、そして先輩医師から多くの実践経験を学んでこい、ということだ。とにかく今で言う屋根瓦式指導体制（少しずつ重なり合うことで強度が増す屋根瓦のように、1年ずつキャリアが違う医師たちが「教え、教えられる」ことで、厚いつながりを持てるチームとしての指導体制）などない。地方巡業（これも言葉が悪い）から大学に戻ってきた中堅医師から彼らの研究の片手間に医師としての手ほどきを乞うのが現実だった。結局指導医にも当たり外れがある（これも言葉が悪い）。そのおかげで自立心がついたのは事実だと思って感謝している。

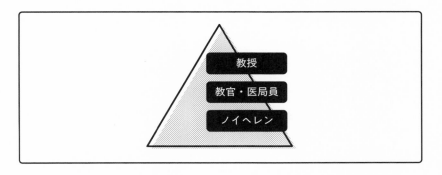

　びっくりしたことだが、入局早々の1年の間に出張が命じられた。私は夏に二つの田舎の町立病院に各々2週間程度派遣されることになった。地域で頑張っている医局同門の医師の夏休みの交代要員だったと認識している。ノイヘレンが中堅医師の代わりになるのか？　外来や救急なんて一人でできるのか？　できるはずもないのだが、やらなければならなかった。白衣を着ていれば先生だ。「先生、これお願いします」、「先生、創傷の縫合どうしますか？」。どんどん看護師から要求がくる。内科医はいない。当たり前だ、その代わりに来ているのだから。結局外科の中堅医師に縫合やら検査の手ほどきを受けて危ない橋を渡っていった。そこで覚えた縫合手技が今の自分の宝となった。

2年目から釧路ろうさい病院に派遣された。釧路が地元だからという理由だったが、釧路への希望者がいなかったのだろうと合点がいった。そこでの4年間で自分の医師としてのアイデンティティーが確立されたと思う。何しろ地方の現場である。「専門は血液です」とか「消化器です」とか言ってもそんなことを気にしない患者がわんさか集まってくる。先輩に助けられながらとにかく四六時中、診療と新しい診断・治療技術の習得に明け暮れていた。何しろ、当時は内視鏡や超音波検査機器が長足の進歩を遂げていた時代で、それに付随する新しい手技を習得することが楽しくてしょうがなく、寝食を忘れてというのはあの時代だった気がする。早々と結婚して子どもまでもうけていながら、ほとんど病院から帰ってこず、子育ては全く妻に任せっきりだった。今でもチクリチクリ言われていることである。

　4年間の地域派遣の後、大学院生として札幌に戻された。1年目は札幌市内の病院、2年目から基礎研究となったが、研究場所は癌研生化学講座であったので、第三内科の門をくぐることなく大学院時代は過ぎていった。そしてそのままお礼奉公（すなわち大学院の仕事が終わったら医局に対するお礼として再び地方へ巡業する）としてどこに派遣されるかが大げさに言えば人生の分かれ目になる。

　M教授に呼ばれて、ひと言。
「宮城島くんは釧路ろうさい病院に戻って消化器内科を立ち上げてください。」
「え？」
　と、一度は聞き直したものの、即答しか道はない。
「はい、わかりました。」

　決して釧路行きに異議を唱えたわけではない。釧路を離れる部長が、自分の代わりに私を推薦してくれたのなら、それに従うまでだ。しかしなぜ、血液でなくて消化器なのか？　第三内科の門を叩いた理由の一つは血液をやりたかったから。それなのになぜ？　「わかりました」と即答しながら、頭の中

ではその「なぜ？」がぐるぐる回っていたのを覚えている。

　とはいえ、その頃の教授のひと言は絶大である。かくして釧路に舞い戻り、消化器内科を充実させるため奮闘することとなった。それぞれの学会の研修指導施設になるために、内科学会教育指導医はもちろんのこと、日本消化器病学会、日本消化器内視鏡学会の指導医をとることも必須だった。しかし、血液の面白さも忘れられず、内視鏡や腹部血管造影をした後に、こっそりと医局で白血病患者のプレパラート（骨髄液塗抹標本）を眺めては治療効果判定のため腫瘍細胞をカウントしていたのだった。

　釧路に戻った翌年に、バスケ部の大先輩のA教授（M教授の次の新教授で、消化器を専門とし、以後第三内科は一気に消化器内科主体へ舵が取られる）から一本の電話があった。その内容があまりにも簡潔明瞭であったのを覚えている。
「宮城島くん、第三内科に戻っていろいろ手伝ってくれないか？　枠が空いたら助手にしてやるぞ。」
　これには、なんと即答すればいいのか？　少し間を置いてこう言った。
「ありがたいオファーですが、私は釧路に来てまだ1年です。もう少しここでやるべきことがありそうです。先生を外からサポートすることはいつでもできると思います。」
　かなり言葉を選び、丁寧に答えたつもりだったが、それに対する教授の言葉は、たったひと言。
「そうか、わかった！」
　以後、教授からのオファーは二度となかった。

　これで腹は決まった。それから30年、私は地域医療に邁進しながら、大学に負けないという気概を持ち、自分のフィールドを作り上げていった。そして何よりも大切なのが、人（医師）を育てることだった。
　いつしかそれが私のライフワークになっていた。

2 研修医とは何か

2-1. ノイヘレンから研修医へ

　昭和の時代はノイヘレンとして片付けられていた新人医師だったが、現在の研修医とは一体どこからどこまでの医者を指すだろうか。大まかな解釈によると、卒後2年間の初期研修医と、その後専門分野を学ぶ入り口となる後期研修医（専攻医）が3〜4年間、トータル5〜6年間を研修医時代と称するのが一般的だが、研修医という言葉が定着するのは、2004年から現行の臨床研修制度がスタートしてからだと理解している。内科・外科にとどまらず多くの診療科をスーパーローテートすることで、プライマリーケアへの理解を深め、幅の広い基本的な診療能力を身につけることを目的とされたのがこの新臨床研修制度だ。そしてその後、専門医を目指した後期研修が続くことになる。そこに至るまでに、日本の医師養成システムがどのように変遷してきたかを概説してみたい。それを知ることは今の研修医を理解するための一助となるだろう。

2-2. 日本における医師臨床研修の歩み

　日本では、第二次世界大戦まで、医学部を卒業すると国家試験なしで医師免許が与えられ、卒後研修は各大学の医局で先輩（オーベン）の指導で行われるドイツ式の医学教育が一般的だった。戦後まもなくの1946年、GHQの指導のもと、「医師国家試験」と「インターン制度」が導入された。しかしこの制度は、医学部卒業後に1年間の「実地修練」を経なければ国家試験を受けられず、しかもその間は中途半端な身分のまま、ほぼ無報酬。にもかかわらず

医療行為が行われていたという制度的にも医師個人の生活の面でも脆弱性の中にあった。これがきっかけとなって、学生運動の大きなうねりの中で、医学部学生の大規模なデモや国家試験ボイコットが行われたのだった。そして1968年の医師法改正（**表1**）により、インターン制度は廃止され、卒業とともに医師国家試験を受けるという当たり前の制度がスタートすることになる。

表1 改正医師法（1968年）抜粋

第一　改正の趣旨
今回の改正は、大学の医学部を卒業した者に対する実地修練制度を廃止するとともに、医師の任務の重要性にかんがみ、新たに免許を取得した医師に関する臨床研修の制度を設け、もつて医療の向上に資することを目的として行なわれたものであること
第二　改正の要点
一　医師国家試験の受験資格の改正
従来、医師国家試験の受験資格を取得するためには、大学の医学部を卒業した者にあつても、一年以上の診療及び公衆衛生に関する実地修練を経ることが必要とされていたが、今回、大学の医学部を卒業した者は、ただちに医師国家試験を受験することができることとされたこと

　以後卒後2年間の臨床研修が努力規定として課せられるようになったが、あくまで努力規定であり、実際のところは、私の経歴にあるように、卒業大学の医局に入局して、その医局独特の（独断的な、あるいは場当たり的な！）研修が進められることになる。そのような中で、1985年には厚生省「臨床研修補助金要綱」で総合診療（スーパーローテート）方式の研修目標を設定し、市中病院が臨床研修指定病院として医師養成に関われるようになるも、その動きは一部にとどまり、相変わらず医局中心の研修であったと思う。北大でもローテート方式が内科研修の一部として導入されるのは、2000年前後になってからだと記憶している。何しろ当時は臨床研修指定病院になるにも大きなハードルがあったのだ。例えば、一病院の年間の病理解剖数が50体以上（市中病院でありながら！）。今となっては考えられない数字だが、当時はそれこそ病理医の尻を叩いて、お互い必死になって、病理解剖数を増やした記憶がある。

そしてついに、2000年の医療法改正（表2）により臨床研修の必修化が決定し、2004年の新臨床研修制度がスタートすることになる。

表2　医療法一部改正（2000年）抜粋

1　医師の臨床研修の必修化に関する事項
(1) 診療に従事しようとする医師は、2年以上大学の医学部等の附属施設である病院又は厚生労働大臣の指定する病院において、臨床研修を受けなければならないこと
(2) 臨床研修を受けている医師は、臨床研修に専念し、その資質の向上を図るように努めなければならないこと
(3) 厚生労働大臣は、臨床研修を修了した者について、その申請により、臨床研修を修了した旨を医籍に登録するとともに、臨床研修修了登録証を交付すること
(4) (3)の登録を受けようとする者等は、実費を勘案して政令で定める額の手数料を納めなければならないこと
(5) 臨床研修を修了した医師でない者が診療所を開設する場合には、都道府県知事等の許可を受けなければならないこと
(6) 病院等の開設者は、臨床研修を修了した医師に、その病院等を管理させなければならないこと

　しかし、その直前に複数の大学で大変な事件が発生する。実際には地方病院に勤務していないのに、名義だけ貸して報酬を得る、いわゆる「名義貸し」の発覚である。その背景には、教授を頂点に、医師の教育・研究・人事などすべてを掌握してきた「医局制度」の問題があるとされ、全国の大学病院の医局制度が軒並み改編されることになった。この事件が新臨床研修制度への移行を一気に加速させたといっても過言ではないと思う。学生だけでなく、医師自身も、医局制度の弊害に気がつきはじめ、医局を自ら飛び出し、臨床医としての腕を磨こうとするケースが増えてきたのもこの頃だった。

2-3. そして後期研修医

　2年間の初期研修期間を終了し、内科医を目指すことを決めた研修医は、その後内科専門医制度の傘に入り、専攻医としての期間を過ごすことになる。そ

こでは、基本領域とサブスペシャリティ領域の両方を研修しなくてはならない。基本領域とは内科領域全般にわたる疾患を網羅的に経験するための領域であり、これを究めて試験に合格すれば、内科専門医の称号が与えられる。一方、サブスペシャリティ領域というのは、内科専門医を基本として、消化器内科や消化器内視鏡、血液内科、糖尿病内科、腎臓内科、神経内科、呼吸器内科などの専門領域を指し、それぞれの学会の定めるところのカリキュラムを達成してサブスペシャルとしての専門医を目指すことになる。以前よりこのサブスペシャリティ認定のプログラムやカリキュラムは、外科系専門医ではかなり厳しく厳格に遂行されていたが、内科系専門医は比較的ざる（言葉は悪いが）だった。考えてみてもわかるが、外科医を引退、すなわちメスを置いた医師は、開業して簡単に内科を標榜することができた。昔の内科医はその程度のものと見られていたと言ってもよい。しかしこれだけ内科の中での専門領域が特化してくると専門医機構が求める厳格な選考規定をパスするようなプログラムを作り上げ、専攻医に履修させなくてはならなくなった（2018年から開始）。しかもこれらのカリキュラムを履行する場所が大学では不十分で、地域の基幹病院まで求められるようになったのだ。したがって、内科の後期研修医として受け入れる限りは、徹底的に基本領域を経験させ、求める疾患登録の達成を手助けすることが必須となる。また、基礎領域と同時並行的に、専門領域も指導する連動研修（内科学会と専門医機構が協議して認められた方式で、内科基本領域研修期間中にサブスペシャリティ領域の研修も行うことを認める制度）として、専門領域の疾患や技術を経験させることも求められているのだ。

2-4. 選ぶ研修医、選ばれる病院

　とにもかくにも、新臨床研修医制度は学生にも、市井の病院にも、大変革をもたらした。初期研修医は自分の研修先病院を全国どこでも、自由に選ぶことができるようになった。研修受け入れ病院は選ばれる立場となり、まさに主導権が逆転した。教授のひと言でどこへでも飛ばされた時代は遠い過去

のこととなった。

　後期研修医こそ主体は医局からの派遣とはいえ、最終的に大学に戻って研修を満了することを最終目的とするため、有意義な研修機会を提供できるかできないかが、派遣病院に求められる最優先課題となり、やはりここでも受け入れ病院は選ばれる側にならざるを得ないのだ。

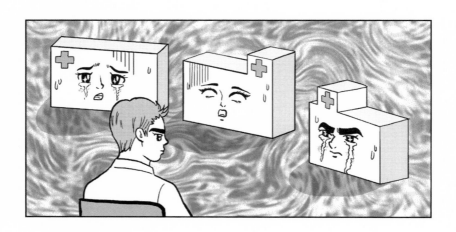

　研修医が来なければ、病院のアクティビティーは落ちるし評判も落ちる。さらに次の研修医が来る要素も減る。というわけで病院の評判は下がりどんどん悪循環に陥る。研修指定病院はそれを知っているからこそ、研修医の受け入れにとても敏感になる。

　だからといって腫れ物に触るように、研修医に接していたり、学生の延長のようにお客さん扱いの別枠で置いておいたりすることは、研修医の未来を踏みにじることにつながる。少なくとも私はそう思っている。特に地域医療のフィールドにあっては、研修医は立派な医師であり、医療を支える重要なピースなのだ。

　私たちは、研修医をそのような重要なコ・ワーカーととらえ、速攻で実戦対応できるように数々のギプスを装着させ輝く星を作り上げなければならないのだ。

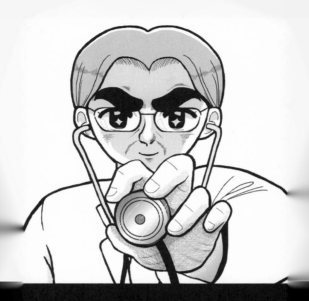

研修医
養成ギプス

研修医
養成
ギプス

鍛錬 01 釧路で学ぶ覚悟、教える覚悟（4Kから新しい4Kへ）

　釧路市はどこにあるのか。確かに全国の天気予報で、北海道といえば、札幌市と釧路市がお天気拠点として毎日掲げられるので、北海道には釧路というところがあるのだろうと何となく全国的には認知されやすい。菱形の北海道の地形の中で、道央の巨大都市札幌（これは外せまい）と東の端に位置する釧路を配置すれば、バランスがいいし、気候的にも釧路は他の北海道の主だった街と比べて独特（北海道の中で最も北海道らしく？　夏は特に寒い）なので、他の地域との比較に使いやすい。今や人口でも帯広市にも負け、全道第6位の都市に成り下がっていても、全国的に知名度があるのはそういう理由だと思う。

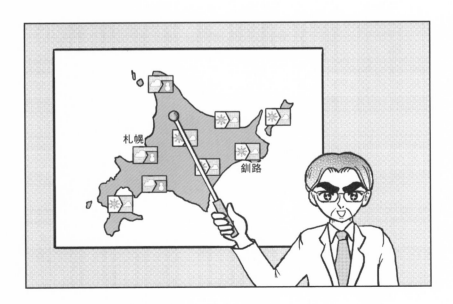

釧路市の基幹産業は、長く水産業と炭鉱と製紙業であった。しかし水産業は全国的にみても勢いはない。地球温暖化（海温上昇）のあおりを受けて、釧路の代名詞であったサンマも近海ではどんどんとれなくなってきている。かつては漁獲高日本一を誇った釧路港の面影はどこにもない。日本で唯一残った炭鉱も海底炭として細々と存続しているが、そもそも石炭の需要は推して知るべしだ。そしてついに2021年夏、一つの製紙工場が撤退した。つまり釧路の経済を長年支えてきた三つの基幹産業はことごとく衰退の一途を辿っているのだ。日本の地方小都市のステレオタイプのような街だ。

　この人口16万そこそこの街に、市立病院、日赤病院、そしてろうさい病院という公的三病院がひしめき合い、それぞれが研修医を抱えている。だからといって医師が潤沢かといえば、むしろ全道の中でも下位にある。釧路二次医療圏の人口10万人あたりの医師数は166人で、全道平均の235.4人を大きく下回る（2016年統計）。根室二次医療圏（釧路の東の端、目の前は北方領土だ）はもっと少なく、釧路根室三次医療圏として考えると、その数は140人そこそことなる。しかもこの釧路根室三次医療圏は恐ろしく広く、その面積は東京都、埼玉県、神奈川県の1都2県を足しても及ばないほどだ。高次医療機関は釧路市に集中しているので、この広大な土地に暮らす人々は移動に半日かかってやっと病院に辿り着く。都会に住んでいたら考えられないような地理的条件の中で、医療は行われているのである。

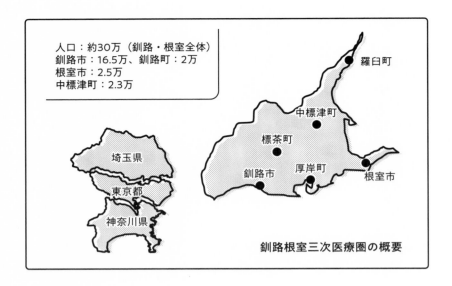

人口：約30万（釧路・根室全体）
釧路市：16.5万、釧路町：2万
根室市：2.5万
中標津町：2.3万

羅臼町
中標津町
標茶町
釧路市
厚岸町
根室市

埼玉県
東京都
神奈川県

釧路根室三次医療圏の概要

　このような状況を私は釧路の頭文字Kを使って4Kとして語ることがある。いわゆる3K（きつい、汚い、危険）として劣悪な労働環境を表現する言葉ではなく、釧路の4Kだ。

①K　広大な土地：これは言わずもがな。
②K　過疎：どんどん人が減っている中で、人口密度がますます疎になる。
③K　寒冷：雪は少なく、盆地ほど寒くないが、風が強くしばれるし、夏は涼しいを通り越して肌寒い。
④K　交通の不便：公共交通網が希薄であり、どこに行くにも車が必要。

　この街に飛び込んできてくれる研修医のありがたさを感じながらも、彼らには4Kの本質を訥々と語るのが私の最初の挨拶だ。

私には夢がある。

私はこのような4Kという地理的環境の中で、新しい4Kを研修医と共に作りたいと思う。

地域と関わるには、「**覚悟**」が必要だが、そこで「**希望**」を持つこと、そして「**工夫**」すること。そうすれば新しい「**感動**」が得られるはずだ。

覚悟、希望、工夫、感動。

この4Kをいつも意識しながら、研修医と切磋琢磨できることを、地域で生きる指導医の本懐としたい。

実は釧路にはもう一つ世界に誇れる素敵なK（景色）がある。背後に釧路湿原国立公園、阿寒摩周国立公園、知床国立公園を有し、釧路港に沈む夕日は世界三大夕日の一つと称される。そんな大自然の雄大さと美しさに囲まれて伸び伸び育つ研修医を夢想する。

ひと休み

新3K

前出の3K（きつい、汚い、危険）にならって新3Kがあるのだという。「帰れない」、「厳しい」、「給料が安い」の3Kで、まさにブラック企業を彷彿とさせる。この新3Kが研修医に降りかかったらさすがに彼らもいたたまれないだろうから、そうさせないように指導医として自戒するのが肝要だ。

鍛錬 02 学生と研修医の決定的違いは、生活の時間軸にある

　社会的には受け身にあった学生ではあるが、時間の割り振りは比較的自分の裁量の中にあった。授業時間は決められていたとしても、単位さえとれればという浅はかな（あるいは計画的な）発想から自分で調整できたであろうし、加えて部活、バイト、趣味、飲み会など自分の意思によって作り出される比較的自由な時間を謳歌できた。しかもその時間の進みは結構遅い。ところが研修医として病院に足を踏み入れた瞬間から、社会の矢面に立たされるだけではなく、次々とやるべきこと、学ぶべきことが降りかかってきて、いきなり時間が全く足りないことを痛感する。しかもその自由度のない時間の進みはあまりにも早い。そのスピードに付いていけないと感じて、自信喪失につながることもある。言ってみれば研修医の五月病だ。これは、程度の違いはあっても研修医であれば誰もが経験するのではないだろうかと、数々の研修医と過ごしてみて感じるところだ。

　だから、研修先を探しに見学に来た学生には、真っ先に言っていることがある。学生の延長と考えていると痛い目に遭うよ、と。今までとは全く違う生活となることを覚悟すること。学生時代の1年は研修医の1か月、いや1週間かもしれない。しかしその変化に適応していくと、1年後には全く違う自分がいるはずだ。**研修医1年の伸びしろは、おそらく人生の中で一番大きいのだ。**

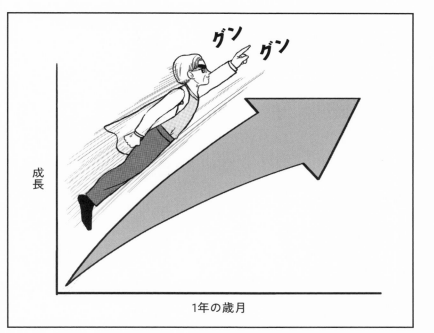

成長

1年の歳月

ひと休み

1年の差

　一番それがわかるのが、学生が先輩をつてに病院見学に来た時だ。学生見学の一番のきっかけは、部活の先輩からの呼びかけだ。そうしてやって来る学生は、院内で1年上の先輩である研修医と出会うことになる。自分の今まで知っていた先輩と目の前にいる先輩が同じ人物とは思えないという錯覚に陥るのはよくあることだ。あの馬鹿みたいな先輩が、今や凛々しく、賢く、輝いて見える！

「君たちの1年と研修医の1年は雲泥の差がある。目の前の先輩が、来年の君たちなのだよ。」

　そう言うと、鼻息荒く先輩を見上げる学生の目が光る。

鍛錬 03 一に挨拶、二に感謝

　初期研修の入り口で最も気を遣うのは、礼儀である。言い古された話かも
しれないが、医師である前に一人の人間である。しかも病院における医師の
立ち位置は決して頂点にはないことを意識させなくてはいけない。

　私事で恐縮であるが、私は挨拶魔である。誰とすれ違っても、挨拶をす
る。しかも、誰よりも先に挨拶する。相手に先に挨拶されると、遅れをとっ
たことを後悔する。たとえ年下の他科の医師であろうと、掃除のおばさんで
あろうと関係ない。挨拶されて不快に思う人などいない（実際にはいるかも
しれないが）、と思っているので、挨拶が返されなくても（他科の若い医師
に時々みられる。うちの科ではありえない、そんなことをさせない！）それ
でいいと思っている。

　とにかく、「すれ違ったら爽やかに挨拶しなさい」というのが、私の研修医
に対する最初の「挨拶」となる。

　そして次は、感謝だ。ありがとうの言葉一つで、次の仕事がやりやすくな
る。特にメディカルスタッフへの感謝の気持ちは絶対に忘れてはいけない。

　はるか昔、昭和の時代はパラメディカルという表現で医師以外の医療従事
者を呼称した。「パラ」には側面や補強という意味があり、「医師の側面から
医師の役割を補強する人々」が本来の意味であるが、パラサイトすなわち寄
生虫のパラと読み替える者もいた。医師に寄生するような従事者たちといっ
た匂いを感じさせる意味になる。医師がヒエラルキーの頂点に立ち、その底
辺を支えているのがその他の医療従事者というイメージからくる言葉であ
り、少なくとも昔はそのようなヒエラルキーの中に医療があった。患者まで

も医師の下にあり、まさに医師は「先生」であり、「先生にお任せします」という文脈で治療が決まっていくのだった。その反省から、次に登場したのが、コメディカルという表現。「コ」とはコーポレーションのコ。共同（協働）という意味だ。すなわち医師と協働するスタッフ。立ち位置が少しイーブンになった感があるが、まだ主体が医師というイメージが拭い去れていない。

　そして、ようやくメディカルスタッフという言葉が登場した。ここでやっと医師も看護師も薬剤師も放射線技師も検査技師も臨床工学士も栄養士も心理士もソーシャルワーカーも医療事務も掃除のおばさんも、医療の現場に働く職種すべてが同じ立ち位置でひとくくりにされる言葉ができた。

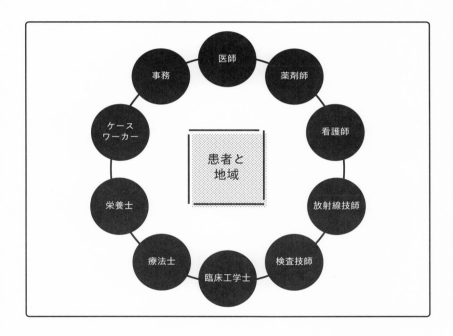

　医師が少ない地方の医療現場では、医師以上の専門的スキルと知識を持つメディカルスタッフが、足りない医師に代わって安心安全な医療を展開している事実があることを忘れてはいけない。大学出たての臨床医がかなう相手

ではないのだ。

　医療は現場のメディカルスタッフから学べ。時々口にする言葉である。

やりすぎは良くない

　とにかく私が「挨拶、挨拶」というものだから、こんな研修医が現れた。

「先生、挨拶しても返してこない人、いますよね。絶対挨拶させる方法を見つけましたよ。」

「……？　別に返してこなかったらそれでいいだろう。聞こえなかったかもしれないし。」

「でも、気分が悪いじゃないですか。」

「で、どうするんだ？」

「すれ違う直前に、突然立ち止まるんです。そしたら相手は"？"となって、相手も立ち止まり私を見る。そこですかさず相手の目を見て、"お・は・よ・う・ご・ざ・い・ま・す"って言うとまず確実に返事が返ってきます。」

　私は教育を間違ったかもしれない。

鍛錬 04 マルチタスク人間であれ

　臨床医の最も必要とされる能力は、いろいろなことを同時並行的に行えるマルチタスク能力と言っていい。そう研修医に話すと、最初は怪訝な顔をされる。例えば、外来で患者と面談する時も、たとえ同じ病気だったとしても、患者自身のキャラクターや生活の背景は全く違う。関心事も違う。患者を笑って送り出した後、すぐに次の患者に深刻な話をする準備をしなくてはならない時もある。病棟回診だって、胃癌の患者の状態を観察し治療方針を考えながら、隣の肺炎の患者の抗菌薬の効果を確認するかと思えば、癌の末期の患者の言葉を傾聴し、共感を顔で表現しながら、次の部屋の患者とは馬鹿な話で笑いあったりすることはざらだ。

　一人一人の患者への対応が一つのタスクだとすれば、これをマルチタスクと言わずに何と言う。そこまで言うと、医師の"なりたて"くんも合点がいくようだが、自分にそれができるかと訝しがる。

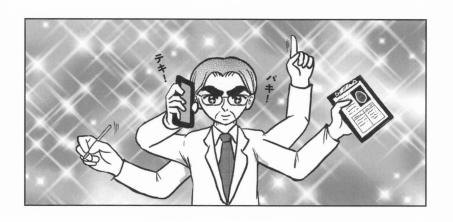

最後の殺し文句はこうだ。

「いいかい、君は医学部に入るために、どんな勉強をした？　理系だからといって数学と理科、英語だけでよかったか？　国語も社会もすべて勉強しただろう。そしてそれなりに良い点を取れて、君は医学部に入った。そうじゃないかい？　多くの教科を同時並行的に勉強した結果、ここにいるのだから、君は既にマルチタスク能力に長けているということなんだよ。医者は文系※であることが自明であるかのように言う人もいるが、それは半分当たっている。しかし本当は、文系も理系もうまく取り混ぜてこなしてきた能力の先が医者であると言えるのではないかと思っている。その能力を活かすのが、この臨床現場なんだよ。」

　そう言うと少しは安心した顔になり頑張れる自信につながるようだ。

　10人の患者がいたら、10の顔を持つ医師にならなくてはいけないのだ。

※一般的に医者は理系と思われていますが、実際は人間とのコミュニケーションが主体でむしろ文系的とも言われています。

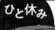

ここにもあった、マルチタスク？

　運動部のスター出身の研修医がいた。よくありがちなことであるが、運動部出身者は、部活に精を出す代わりに学部での知識の習得が不十分であることが多い。ただ、いざ臨床の現場に入り込むと、水を吸うスポンジのようにアッという間に知識と技量を吸収していく。医科学生体育大会で名を轟かせた彼もそのステレオタイプを地で行くような若者であった。マルチタスクにも十分慣れ親しんで、メディカルスタッフとのコミュニケーションも良好で、嬉しいことに初期研修終了後も当院に残り内科医として研修を続けてくれた。ところが、メディカルスタッフとの親密さは特に看護師とで目立つようになった。そのうちに、病棟ごとに彼女がいるような噂になっていった。ついに二人の彼女が本人の家に行き直談判と相成った。どちらを取るかという問題だったらしいが、その修羅場中での彼の回答。それは……。

「どっちも好きだ。」

　臨床医のマルチタスク能力は必須だと常々指導していたが、このマルチタスクは賛否分かれる。

三つ子の魂、百まで

　刷り込みとは、動物の生活史のある時期に、特定の物事がごく短時間で覚え込まれ、それが長時間持続する学習現象の一種であると、Wikipediaには定義されている。生まれた直後に目の前にあった、動いて声を出すものを親だと覚え込んでしまうことを指して言われることが多い。

　研修医にとって、医師になって初めて触れる先輩が、研修施設の指導医である。そこに刷り込み現象が生まれることは想像に難くない。初めて触れる指導医の後ろを金魚の糞のようにくっついて歩き、指導医の言葉と仕草、そして手技をじっと観察することから始まるわけだ。右も左もわからない（時々研修医が挨拶時にこのように自分を形容することがあるが、当たり前だ！それを何年も経ってから言う輩もいるが、それは謙遜の使い方としては間違っている）研修医にとって、これら指導医の一挙手一投足がすべて新鮮に映り、本当かどうかは別として、何もかも自分より勝っていると感じてしまう。まして「こういうもんなんだよね～」といかにも落ち着きはらった、すべてを達観しているような言動（しつこいようだが、正しいか正しくないかは別として）を見るとなおさらだ。

　例えば、カルテ。研修医は上司の書いた内容を真似る。言い方を換えれば、カルテを書かない上級医を見て育った研修医はカルテを書かない。
　例えば、患者への対応。いつも横柄に対応している上司がいたら、横柄であることが医師のステイタスと思って真似る研修医ができあがる。
　私は、研修医に、ロールモデルを探しなさいと必ず言う。科の垣根を越えて、自分が「あの先生のようになりたいな～」という医師を見つけなさいと

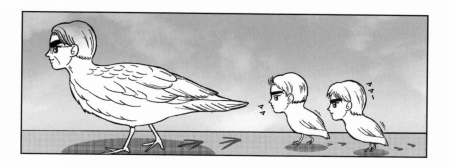

いうことだ。言い方を換えれば、あの先生のようにはなりたくないという点も早く見つけなさいということになる。実は良い医者になるには、ロールモデルを作るか反面教師を認知するか、それが一番近道なのだと思う。

　とにかく**最初に出会った指導医に刷り込まれた研修医は、今後の医師としてのスタンスは明らかにその指導医に似る。それはほぼ変わることがないままに医師キャリアを全うすることになる。**
　まさしく三つ子の魂百までなのだ。

ひと休み

どこまで似る！

　内視鏡が素晴らしくできる頭がスマートな女性の内科医がいた。何事もテキパキとこなし、好き嫌いははっきりしているし、竹を割ったような性格の女史だった。研修医に対する指導も厳しいながらしっかりしていた。そんな時に女性研修医が内科に配属になった。物腰の柔らかなおとなしめの彼女だったが、突然、「私、○□先生（件のスマート女医）のようになりたい！」と宣言し、必死にスマート女医について回りはじめた。「おやおや、ロールモデルを見つけたようだねえ」と、周りで温かく見守っていたら、いつしかその研修医もどんどん竹を割ったような性格に変わっていった。

お前が主治医だ

　何度も言うが初期研修医はお客さんではない。彼らもお客さん扱いを望んでいない。

　釧路ろうさい病院の内科に来た初期研修医には、早速主治医になってもらう。もちろん指導医とペアリングしマンツーマン指導の中で行う研修の一環であるが、初期研修医も主治医として患者さんとその家族と対峙することで、医師としての責任感を涵養することが大切だと思っているからだ。医師免許を持って白衣（最近はみんなスクラブだ）を着たら、社会的にはもう立派なお医者さんである。指導医の後ろにくっついていれば、患者と対峙することもないわけだが、主治医と指名されるとそうはいかない。「私は研修医ですから何もできません、先生に聞いてきます」とは口が裂けても言えないことになる。その緊張感と患者に対する責任感、そして使命感を経験させることは、荒療治に見えるかもしれないが、大事な試練だと思っている。

　主治医として患者の話を独自に聞き、主治医として治療方針をわかりやすい言葉で説明し、主治医として治療に参加する。初期研修医が少ないからできる指導医とのマンツーマン指導かもしれないが、医療に対する緊張感を持続させるにはちょうどいいと感じている。中には、初期研修医を主治医にするのは嫌だと言う患者もいる。「お前なんかもう来るな」とベッドサイドで言われることもある。そういう場合は、もちろん指導医としてその間に入ってサポートもするが、否定される経験もまた必要なことなのだと思う。なぜ否定されたのかを考えさせる。医師として未熟だと軽んじられたからなのか。それ以外に何か言葉なり態度なりの問題があったのか。ただただ患者のキャラ

クターの問題なのか。これからの医者人生の中で接する患者誰もが、フレンドリーであるわけではない。その引くところ、押すところの駆け引きもまた研修医養成ギプスの一つなのだと思う。

ひと休み

初期研修医のド根性

　　入院患者の初回のベッド回りの挨拶には、初期研修医同伴で行く。「これから二人で診させていただきますね。研修医の○○先生です。気になることがあったら彼に何でも聞いてください。よろしくお願いします。」

　　受け入れは良かったように思われたが、翌日、「お前はもう来なくていいと言われた」と、がっくり肩を落とす研修医。そういうこともあるさ。で、どうする？　担当を外れるかと尋ねたところ、彼が言った。「もう少しやってみます。」

　　結局、患者に文句を言われながらも日参し、ついに受け入れてもらえたのだった。よくやった！　その根性にあっぱれ！　指導医としてもとっても嬉しい。

　　内科ローテーション終了時、最後の挨拶にベッドサイドを訪れた研修医くんに、患者が言った。

「よく頑張ってたよ。俺も口が悪いけど、ちゃんと来てくれたもんな。早く卒業して、立派なお医者さんになるんだぞ。」

「？？？」

　　どうやらその患者さんは、研修医を学生だと思っていたらしい。そういえば、"Student Doctor" という名札をぶら下げた学生の実習も受け入れており、それと勘違いしていたようだ。苦笑いの研修医だったが、その笑顔は実に爽やかだった。

鍛錬 07　広く深く

　一般的には臨床医のスタンスは「広く浅く」か「狭いが深く」に分かれる。総合内科医のように、科をまたぐ広い知識と技量を持ち、地域医療の中で幅広く活躍するタイプは「広く浅く」。一つの臓器・疾患に特化した専門医や一つに治療施術に特化した専門医、神の手と崇められるような外科医は典型的な「狭く深い」医師だ。しかしそれらの恩恵にあずかる患者はほんの一握りであり、しかも彼らの活躍の場は限られている。

　釧路ろうさい病院の内科はどちらかというと総合内科的イメージを持たれるが、私が長年、後期研修医に伝えるのは、「広く浅く」ではなく、**「広く深い」内科医を目指せ**ということだ。

　当院の内科は、消化器内科、血液内科、腫瘍内科を三本柱としている。当然のことながら、関連する大学医局が、北大第三内科（当時）であり、私の履歴で披露したように、消化器内科と血液内科をテリトリーとする内科だったからだ。後に大学でナンバー内科（第一内科、第二内科、第三内科などと数字で呼ばれて区別されていた旧来の呼称）から臓器内科へと再編があり、第三内科が消化器内科と血液内科とに分かれたのを契機に、当院内科も消化器、血液、腫瘍という三本柱を標榜したのだった。

　しかし、我々の内科が地域に求められるのは、その三本柱だけではない。肺炎も糖尿病も心不全も訳のわからない感染症もこなさなければ地域を守れない。最後の砦という覚悟が必要なのだ。そのように広い領域をカバーしながら深い専門的知識と技量を備える医師になることは無謀なのだろうか。無謀と思われた二刀流を見事に具現している大谷翔平選手だっているではない

か。地域医療では二刀流どころか十二刀流くらいしないとニーズに応えられないかもしれないが、**挑戦したっていいではないか。広く浅くはつまらない。広く深くやろうじゃないか。**縁があって釧路に来たのだ。挑戦してもいいじゃないか。そんな心意気で臨床の現場に飛び込んでいく研修医を私はこよなく愛する。できなくても、トライすることが大切なのだ。

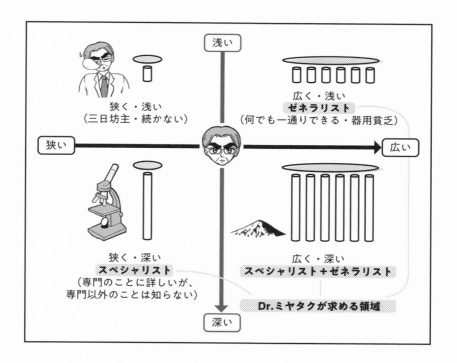

実は、この「広く深く」は内科医としての心構えだけではない。当院の初期研修に来る新人たちは、当たり前のことだが内科ばかりを目指しているわけではない。初めから整形外科医を目指している者もあるし、精神科医や病理医を希望する者もある。しかしだからといって出だしの内科研修をおろそかにはさせない。どこの科を希望しようが、みんな同じように指導する。もちろん内視鏡指導もだ。どこの科でも全身管理は必要になる。感染症はもと

もとボーダーレスだ。整形外科だから、手術はするけど、後は内科にお願いしますというのは最も恥ずべきことである。そんな医者にさせたくない。精神科医も精神領域のプロであることは間違いないが、精神と身体的障害を合わせて理解しなくては片手落ちというものだ。病理医も内視鏡で見える景色を想像することは彼らの診断精度を高める最も近道だと考える。このように科の垣根を越えた、シームレスな「広く深く」も当然研修医として求められる領域だと思っている。だから整形志望の研修医にあえて、内科学会で症例報告をさせたりする。学会で報告をするというのは「深く」考えるいい経験となる。決していじめではないのだ。

　とにかく、無謀といわれるかもしれないが、私はこの「広く深く」という言葉が大好きだ。

ひと休み

Gastroenterohematologist

　血液内科医の後期研修医が赴任した。3年目として血液疾患を中心に総合内科的疾患を次々にこなしていった。内視鏡にも興味を示し、特に経鼻内視鏡を指導して、毎週2回午前中を内視鏡検査に割り当てた。2年間、彼は黙々と検診の経鼻内視鏡をこなした。そして最後の年、いつの間にか、消化器内科の研修医の施行件数をも超え、年間経鼻内視鏡件数1位となった。

　彼に Gastroenterohematologist（消化管血液専門医；造語である）の称号を与えた。

08 ゆりかごから墓場まで

癌にも人生がある。いや、人ではないのだからこの言い回しはおかしい。癌にも起承転結がある。早期癌として人間のとある場所に発生し（起）、徐々に成長し（承）、転移を起こし（転）、最後に宿主とともに終命する（結）。

癌患者に接する内科医は、この起承転結の節目節目に癌と対峙することになる。消化器内科と腫瘍内科を主科とする当院内科は、まさにこの起承転結を網羅的に経験する科だと言っても過言ではない。「起」については、早期の胃癌や早期の大腸癌を内視鏡で探し当て、それを内視鏡的切除（EMR；内視鏡的粘膜切除術やESD；内視鏡的粘膜下層剝離術）で完治に導くことができる。特にESDの発達は、癌の深達度さえ粘膜内に限局していれば、どんな大きさであっても、内視鏡的に切除できることを可能にし、早期胃癌・早期大腸癌の外科的切除が大幅に減ることになった。

私が北大の第三内科に入局したのは、内科医が癌を治せる血液内科に魅力を感じたからだが（「まず私のことを語ろう」→p.4参照）、最近の内視鏡技術の進歩により、消化器内科が癌を治せる最右翼に躍り出たわけだ。どちらにしても癌を治せる技術をもっている領域に自分がいられることにやり甲斐を感じている。発見された癌がある程度進行していれば（いわゆる「承」の時期）、外科的治療の出番であり、内科医としてはしっかりとした術前検査を求められることになる。外科医に完全切除してもらえば、これも癌の克服につながる。そして「転」。転移して、手術適応がないとなれば、腫瘍内科の出番だ。多くの化学療法治療エビデンスの充実や分子標的薬や免疫チェックポイント阻害薬の登場により固形癌の化学療法は飛躍的に進歩している。内科医

は該当患者とじっくり話し合いながら、治療方針をたて、遂行することが求められる。そして残念ながら治療効果が限定的となり、終末期に至ると、緩和内科としての力量が発揮される。しかも地域に長くいると、同じ癌患者の起承転結を、同じ主治医がずっと経験することもある。私はこの癌のまさにゆりかごから墓場までをシームレスに付き合える科こそが、地域で求められるものであり、当院に飛び込んでくればそれが経験できるのだと伝えることを忘れない。

ひと休み

見落としと再発

消化器内科として派遣された後期研修医（内科専攻医）は、最近では1〜2年のサイクルで動く。したがって、一人の患者の癌の起承転結をシームレスでみることは実はそう簡単ではない。毎年内視鏡検査をしている患者でも、昨年は異常なしであっても、今年に小さな癌が見つかることもある。昨年の内視鏡写真を見直して、もしかしてここにある？　昨年見逃した？　と感じとることも決して稀ではない。同じ研修医がその1年間の経過を実体験できれば、その恐怖に心が震え、見逃してはいけない所見を頭に叩き込むことができるが、それを知らないでその病院研修を卒業してしまうと、わからないままになる。また、内視鏡切除で完治したはずの場所に、1年後に再発する事例もあるわけで、治療して「はい、終わり」では、その経過を見届けることができない場合もあるのだ。だから必ず、当科を旅立つ専攻医にはこう告げる。

「治療が完結したと思って満足するのはいい。だが、後になって、見落としや再発の後始末をしている医者がいる可能性があることを忘れないでほしい。君が後からそれらを見つけるという逆の立場になる場合もあるのだから。」

カルテは誰のためのものか

　当然であるが、私が医師になった頃は、カルテは紙だった。しかも、臨床現場では医学用語はまだドイツ語が主流の頃である。当然、カルテの記載もドイツ語（多くは和製ドイツ語）になる。そもそもドイツ語自体にアフィニティーがない我々世代（学部の講義はさすがに、既に英語が主体だった）は、現場に出てから先輩医師の書いたドイツ語に悪戦苦闘したものだ。しかもなぜか医師には悪筆が多い。わざと崩して読めないようにするのがステイタスだったのかとさえ思ってしまう。さすがに今は、電カル（電子カルテ）になり、読めないということはなくなったが、書くことを教わらなかった医師は、いつまで経っても書かないで一生を終えることになる。

　医師法には、「患者を診察したら、必ずカルテに情報を書く」と記されているが、カルテは誰のためのものかという記述は探せない。ただ、現在のカルテは、患者が読んでわからないような記載はしないように推奨され、日本語ですべて書くようにと指導が入っているのを見ると、カルテは患者のためのものだという解釈になる。本当にそれだけなのだろうか？

　初期研修医が病院に来たその日に、真っ先に電カルの端末の前に座らせて、言うことがある。
「どんなことでもよいから、1行でもよいから、患者を診察したり、話をしたりしたことを毎日カルテに書き留めてください。」
　医師法の義務をそのまま述べただけだと言われればそれまでだが、問題はカルテを書く意味だ。研修医にそのことを尋ねると、「情報の共有」、「思考過程の整理」、「備忘録」など概ねそのような回答が返ってくる。確かに、一人

の患者に関わる医療スタッフはどんどん多くなっているし、いつも同じ医師が診るわけでもないから、スタッフ間の情報共有として、カルテ記載内容があるのは絶対である。診察から診断、治療に至る思考過程を記載することで、より方針が明確になることはよく経験することだ。患者とのやりとりをメモ代わりに記載しておくことで、次の診察がスムーズになることもよくあるわけで、備忘録的意味合いも必要になる。

　彼らがカルテを書く意味について言い尽くして口を閉ざした時に、とどめを刺す言葉がある。
「カルテを書くのは、自分を守るためなのです。」

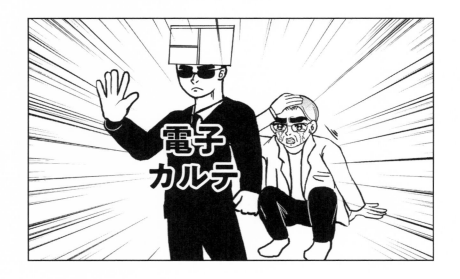

　不幸にも患者と医療者との意思のすれ違い、医療事故などが起こった場合、一番の争点の端緒になるのが、言った言わない、聞いた聞いていないの点となる。そんな時に絶大な証拠物件は何かというと、まさしくカルテなのだ。患者や家族にどのような説明をしたのか、しなかったのか、患者の容態を把握するための診察を適切な時期にしたのか、していなかったのか。「私は、患者

にちゃんと説明しました」、「私は、昨日午後に患者を診察し容態に変化がないことを確認しました」と後から言っても、カルテに記載がなければ、説明していない、診察していないとなるのだ（電カルでは後で追加訂正したとしても、ログがすべて記録されているので不正はできない）。カルテはもちろん患者のモノだが、カルテこそ自分（医師）を守る唯一の味方なのだ。だから、患者のところに行ったら、時間をおかずににその場でカルテに記録（1行でもいい）することを習慣づけよ。

　こう話をすると、研修医は大きくうなずき、その後、これほど書かなくても……というほどの立派なカルテを記載することになる。

OB（オーベー）だけでも、れっきとしたカルテ記載

　私がノイヘレンの頃、留守番隊として派遣された地方の町立病院でのこと。病棟はほとんどが寝たきりの患者で、初めて一人回診をすることになった。

　カルテをみながら、一人一人ベッドを回っていったが、長期に療養している患者が多いわりには総じてやけにカルテが薄い。開いてみてびっくりした。毎日のドクターの記載が、たった1行、というより、記号。「O.B.」がずらりと並んでいるだけだった。隣の患者のカルテにも O.B.O.B.O.B.……。O.B.（オーベー）とはドイツ語で Ohne Befund の略で、所見なし、異常なしの意味。日々変わらず概ね安定している病態を記載しているのだろうが、しかしそれしかないというのもいささか面食らった。夏休みで主治医が不在であるので、聞くこともできなかったが、いずれにしても毎日ちゃんと1行（たった2文字！）でも書いていることに変わりない。回診している証拠にはなるわけだ。必要最低限のことはしていると妙に納得した。

研修医養成ギプス **09** カルテは誰のためのものか

鍛錬 10 サマリーは自分のためのみにあらず

電カルで診察記録を毎回コピペする医師がいる。一見すると随分書いているように思うが、ほとんどは前の診察記録のままというのも多い。私は常々思っているのだが、電カルは過去記録を振り返るのが苦手だ。紙カルテの場合は、ペラペラめくっていくうちに求めていた記録に行き当たることが多いが、電カルはそうはいかない。だから毎回診療録をコピペしているのだろうが、診察を繰り返すたびにどんどん長くなって、どこを読んだら最近のトピックスなのか、他の医師が覗き見たらなかなか理解できないということになる。

こういう先輩のカルテ記載を真似てはいけないよ。私はそんな記録を見つけるたびに、研修医にそれとなくささやく。少なくとも入院患者には、毎週金曜日にサマリーを記そう。サマリーを書くことにより、今までの診療を振り返るよい機会になるし、思考のブラッシュアップにつながる。そして土日の担当医師にとっても、得難い情報となる。そしてそのようにいつもサマライズするという習慣は、退院サマリーに直結するし、内科専門医試験で義務化されている症例要約に絶対に役立つのだ。

そしてそのサマリーは他の研修医も助けることになる。

当科では週に2回、病棟カンファレンスを開催している。初期研修医はもちろん、後期研修医も自分の受け持ち入院患者の状況をみんなの前でプレゼンするのだ。1週間の経過、検査データの推移、治療内容とその効果。そこにサマライズする習慣が活きてくる。プレゼンがうまくなる。その患者の担当ではない研修医も、主治医のプレゼンを聞き、サマリーに触れることで、あた

かも担当しているかのように主治医と経験が共有される。これが、私の言う、耳学問だ。自分が実際に経験した症例が自分の滋養になるだけではなく、カンファレンスで語られるサマライズされた症例もまた、自分のものになる。こうすれば、たった1年でも、数年分の症例経験になるのだ。

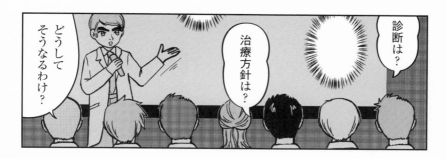

針のむしろ

　今や、いい中年になった元研修医。「先生、あの頃一番緊張してつらかったのが、針のむしろの病棟カンファレンスでした。」と述懐する。病棟に付随している、狭いカンファレンスルームで10人ばかりの内科医が集まり、研修医が一人一人、プレゼンする。当時は電カルではなかったから、自分の受け持ち患者の分厚いカルテを何冊も抱えて用意しなければならず、看護師とのカルテの取り合いから始まる準備は大変なものだった。そして、説明に窮し、おどおどしようものなら、容赦なく先輩医師のキレキレの質問が飛ぶ。涼しい釧路と言えども、それだけの人数が小部屋に集まれば、人いきれでムンムンして汗も流れてくる。そんな雰囲気の中で、研修医は耐え、鍛えられてきた。汗ではなく、大粒の涙を流した研修医もいた。今でこそ、そんな雰囲気はないが、当時の彼らにとって「針のむしろ」との形容は決して誇張ではないと私も思う。しかし、さらに彼は続ける。
「おかげで、学会発表がとても楽だったのを覚えています。カンファでの質問のほうがずっとキツかったですから（笑）。」

昔はムンテラ、今は IC

昔から患者や家族に対する説明プロセスは存在したが、それをムンテラと言った。

ムンテラとは、ドイツ語でMund（口）Therapie（治療）の略で、口で治すという意味である。医師側に既に治療方針が決まっていて、患者を説得する落としどころがあり、それを説明するプロセスがムンテラとなる。しかし、考えてみると、うまく口車に乗せて治療法針を一方的に決めてしまうような結構高飛車な言葉でもある。私がノイヘレンの頃はもちろん、しばらくはこの「ムンテラ」が患者説明の代名詞だったし、看護師も普通に使っていた医学用語だった。

しかし、1990年代半ばから、医師の治療法を巡って訴訟が起こされるようになり、医師が治療方針を主導してきた時代が終わる。いわゆるインフォームド・コンセント（Informed Consent：IC）の登場である。

ICは、決して医療者から患者に「与えられる」ものでもなければ、単に患者の同意を「得る」ための儀式でもない。すなわちムンテラではない。患者と医療者が協働関係を模索しながら、両者がともに納得できる医療を「一緒に築き上げる」ものである。患者は、自己の人生のあり方（ライフスタイル）を自らが決定することができるという自己決定権を有する。この自己決定権を担保するために、患者に対して十分な情報が提供され、理解しやすい説明が行われる必要があり、そのプロセスを通して、治療に対する方針が決定されるべきである。したがって、ICの字面通りの「説明と同意」の中には、医師の説明義務と患者の自己決定権の保障という概念が含まれる。したがっ

て、ICは「する」ものではなく、「いただく」ものだ。

　最近の研修医は、このあたりのことは学生時代からよく教育されている。むしろ未だにムンテラをしているのは、指導医のほうにあるかもしれない。そんな反省を込めて、私は、研修医に対してICの必要性をしつこいほどに指導し、その現場に立ち会わせる。そして、話したことを比較的忠実に筆記させ、カルテの記録に残させる。研修医にとっては面倒な作業かもしれないが、文章に起こすことで、話すべき言葉や流れが頭にインプットされ、いずれ自分が主体となってICを取る時に、真似るべきフォーマットができあがるはずだ。

　そして、ICが終了した後の、患者、家族の反応を必ず記録すること。これもとても大切なことだと認識している。ここまで記録して初めてICは完結される。

ひと休み

You know……

　「そろそろ自分でICを取ってみようか」と、研修医くんを誘い出す。癌の化学療法のICだ。彼なりに、予習をして説明文書も作っていよいよその場面。私は彼の横にオブザーバーとして座りながら、神妙にしている患者と家族を前にして話し出す彼を観察する。

　説明する内容の一つ一つはしっかりしているし問題ない。ストーリーもいい。しかし……。

　「えーと」、「あのー」、「ね？」などの言葉が、説明の各所に散らばっている。話すべきことを思い出しながら、その間を取り持つために、思わず出てくる言葉だ。彼はあまり気がつかなかったようだが、気になり出すと耳に残る。ある意味タメ口にも聞こえる。

　ICが終わった後で、彼に言う。「えーと、あのー、ね？　などの言葉は、患者、家族を不安にさせる間の取り方だよ」と。間ができてしまうことは悪いことではない。そういう場合は、むしろ無言でいること。その沈黙が雰囲気を平穏にさせるのだ。

　"You know, you know" ばかりを、間合いに入れる口語英語は、何だか品がないのと同じなのさ。

研修医
養成
ギプス

鍛錬
12

職業を聞く習慣

　ヒポクラテスは『疾病論』の中で、病人に聞くべき事柄として、「病人の具合はどうか、原因は何か、いつからか、通じ（便通）はどうか、どんな食物を食べているか」をあげている。私たちが問診で尋ねるべきことは、はるか昔、ヒポクラテスの時代から体系的に作り上げられていたということだ。一方、勤労者医療の父といわれるベルナルディーノ・ラマツィーニ（北九州の産業医科大学敷地内には、その偉業を称えて、ラマツィーニ会館がある）は『働く人の病』という著書の中で、ヒポクラテスの病人に対する質問にもう一つ、「職業は何か」を付け加えたいと述べている。

　職業と疾病は関係がないようで、時に密接に関わっている。そもそも「労災病院」はどうしてできたか。国策としての労災疾病対策のためである。設立当時の労働災害で最も大規模なものは炭鉱災害だった。だから当初は産炭地に多かった。九州や北海道に労災病院が複数存在していたのはそのためだ。その後は都市周辺の工業地帯に設立されることになるが、いずれも勤労者医療が国是だった。しかしご存じの通り、現在労災病院は勤労者医療だけではなく、むしろ地域の基幹病院として機能している。だから労災という労働災害を連想する漢字表記を改め、「ろうさい」と平仮名で書くことが多くなっているのはそのためだ。本書でもそれに従っている。

　しかし、ここが「労災」病院だから、問診で必ず職業歴を聞くようにと言っているわけではない。どこにいようとも、病める人を迎え入れたら、その症状の背景に職場環境が関わっていないかを常に意識することが大切である。ラマツィーニの意図するところはそこにある。

釧路は元来炭鉱の街でもあった。まさに昭和の時代、多くの炭坑夫たちが、粉塵を吸いながら仕事に励んだ。掘削機の振動を手に響かせながら採掘に励んだ。その結果多くのじん肺症や振動病を生んだ。彼らは仕事と疾病が直接リンクするからむしろわかりやすい。

こんなケースがあった。動作時息切れ、咳嗽で受診した男性。肺はびまん性間質性肺線維症様で一見じん肺でもよさそうな所見。しかし炭坑夫ではなく、はんこ屋さんの自営業だった。原因がわからないまま対症療法をしていたが、何気ない外来の会話の中で、毎日100本程度のはんこ（印鑑）を作っていることを知り、興味半分に作り方を聞いてみたら、ゴム印の製造の際に、石膏の鋳型にタルクを敷き、その上にゴムを流し込み、ゴムを剝がしやすくすることを知った。その作業を50年間、彼は個人営業として営んできたのだった。ここで、タルクと肺がつながった。極微量のタルクであっても、長期間の吸入によりびまん性肺間質線維症の形でタルク石綿じん肺が発症し得ることを学んだ好例だった（日職災医誌、48: 453-456, 2000）。

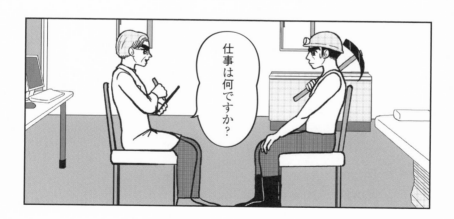

アスベスト疾患についても、詳細な職業歴を確認しなければ見逃すことは稀ではない。あるいは農夫肺。釧路の周辺では酪農が盛んだが、牛の餌の干

し草にまとわりつくカビによって起こる過敏性肺炎のことだ。これも職業歴を聴取しなければ診断に至らない。

それだけではない。糖尿病のコントロール不良の原因を探る中で、三交代制の仕事であることが判明することもある。職場での上司とのストレスが、潰瘍性大腸炎の増悪因子だったりすることもある。

さらに、癌治療が外来治療にシフトしていく現代において、癌患者と職場復帰は大きな問題になっている。いわゆる治療と就労の両立である。その両立支援には、病院と事業場との連携が不可欠であり、労働者（患者）が抱える不安と事業場が雇用のうえで抱える懸念を解決、解消し、健全な事業運営がなされるようにサポートすることが大事な仕事になる。そのためにも、当初から医療者側（特に医師）が患者の職業（表面的ではなく、深い内容まで）を意識し、それを治療に活かしていくようでなくてはいけない。

ラマツィーニになったつもりではないが、研修医には必ず職歴を聞くことを伝えるのはそういう経験からである。

ひと休み

目的を誤ると

　隣のブースで研修医が、患者に一生懸命職業を聞いている。言われたことをちゃんとやってるじゃん！　すごいなぁと感心しながら、こちらも診療の合間に聞き耳を立てていた。

　途切れ途切れに聞こえてくる研修医の野太い声。

「で、どういうお店？」

「〇〇サービスあり？」

　そのうちに、「今度行くわ！」で会話終了。

　ん？　何か方向が違うような。お前さ、夜の仕事だというのを聞き出したのはいいけど、何か目的が違わないか？

13 とにかく触れる

　2020年初頭に勃発した新型コロナウイルス感染症のパンデミックは世界の
ライフ・スタイルを大きく変えた。特に人と人が直接触れ合うことに、とて
もナーバスになった。挨拶一つとっても、ハグも握手もしなくなった。そし
てそれは医療の世界でもオンライン診療という形で具現されつつある。最近
では安定した再来患者だけではなく、初診でもある程度の要件を満たせばオ
ンライン診療を認める傾向にある。このままいくと、診療という行為自体が、
AI（artificial intelligence；人工知能）に取って代わられるのではないかと危
惧する。なぜ、危惧するのか。医療の原点は、触れることだと思うからだ。治
療するという意味で、「手当てする」と昔から言う。まさに治療は、手を患部
に当てることだったのだ。

　実は、新型コロナウイルスの出現以前から、手を当てなくなった医者が増
えてきた。昔のステレオタイプの医師の姿は、白衣姿に首に聴診器、頭に額
帯鏡というイメージだ。今どき、耳鼻科医でも日常的に額帯鏡を付けている
医師はいない。そして聴診器をぶらさげて歩いている内科医もとても少なく
なった。

　今の医師のイメージは様々なカラーのスクラブで颯爽と歩く姿だ。聴診器
を持たないということは、肺の音も腹の音も聴かない医師が増えているとい
うこと？　残念ながら増えていると思う。触る前に、検査。そんな短絡的な
流れが今の医療に見え隠れしているように思えてならない。ただ言い訳を一
つするとすれば、医師が忙しすぎるからだろう。特に地方の医師はその極み
にある。あふれるばかりの外来患者を診察するには、悠長にベッドに寝かせ
て、腹を触り、胸の音を聴く時間がとりづらい。症状を聴くだけで、採血、X

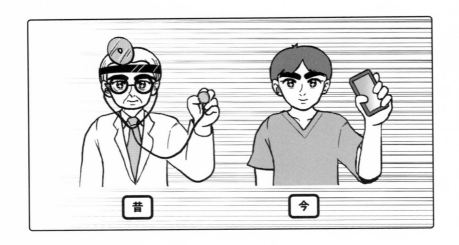

昔　今

線撮影、内視鏡などとオーダーが入る。しかも、その合間に急患が運ばれて
きて、看護師から状況を耳で聞いただけで、画像や検査オーダーを先にして
しまい、結果を待つ。診察はそれから。その間、一度も患者に触れていない。

　ベテラン医師に「こんなことはよくあることだ」と言われればそれまでだ。
多くを経験してきた医師であるなら、瞬時の疾患の鑑別は浮かぶだろうし、そ
の中で見逃してはいけない重篤な疾患のルールアウト（除外）のために、画
像、検査オーダーを先に立てるという理屈は正しいかもしれないし、現実に
即した対応とも思える。しかし初期研修医がそれを真似てはいけない。
　やっぱり、診て触れることだと思う。そして、患者の苦痛を感じることだ
と思う。そこから「ワークアップしよう！」と彼らを誘う。

　消化器内科で頻繁に遭遇する、お腹が痛い症例。その人は苦痛で顔が歪ん
でいるか。顔面蒼白ではないか。黄色くないか。腹部の見た目が膨満してい
るのか、平坦なのか。膨満しているとしたら、波動が触れるのか。お腹を押
したら痛み（圧痛）があるのか。圧痛があるのなら場所はどこか。そこには
どんな臓器が想定されるのか。腸の音が聞こえるのか、聞こえないのか。聞

こえた音は金属音なのか、そうではないのか。触ること、聴くことでいろいろな情報が入ってくる。

　これをもとに考えさせる。初期研修医ならではの特訓になる。ベテラン医師が汲汲として外来患者にあたっている合間にこそ、研修医が悠長に一人の急患を触っている。これは研修医の特権であり、本来の姿なのだ。この光景が地域医療のサステナブルな風景だと思っている。

ひと休み

鼓音、濁音、濁音界

　昭和の大先生は、患者の体表を指でコツコツ叩くのがうまかった。左の手の平を患者の体表に当て、右手指（多くは人差し指と中指）で左手の中指あたりを叩く。この診察法を打診という。その音には2種類あって、太鼓の音のようにポンポンと響くのが鼓音、響かないですぐに消え入るような音が濁音。鼓音というのは空気のある場所で、肺やガスが溜まっている腸。濁音は臓器そのものの場所。大先生は患者の前胸部を打診し、鼓音（肺）と濁音（心臓）の境界を言い当てる。「濁音界はここにあるから少し心臓が大きい」などと見てきたようなことを言う。

　本当かよ!?　レントゲン撮ってきたほうが早いんじゃね？

　まだ若かった私はそんなことを思っていた。

　今の研修医も同じことを思っているのだろうな、とほくそ笑みながら、もっともらしく触ることを指導している自分がいる。

その検査は誰のため

　やたらと検査をオーダーする研修医がいる。血液検査も、CTなどの画像検査もお構いなく。確かに症状に対する鑑別診断としての疾患を聞けば、すらすら口から出てくる。そして言う。

「これだけ検査しておけば安心ですから。」

　安心？　誰が？

　その採血が何のためか？　そのCTは何を見るためか？　どんな検査を出すにしても一呼吸おいてほしいと諭す。それぞれの検査に意味を加えてから、オーダーするということだ。初診の患者で緊急性がある場合は、ある程度重篤な疾患を想定し、それらを否定するために網羅的に検査するのは確かに間違いではない。例えば、腹痛や胸痛では、絶対に大動脈解離を見落としてはならないので、D-ダイマーを必ずオーダーするとか、造影CTを考慮するとかは、救急という時間軸の中では十分妥当性がある。しかし臨床的に尿路結石を疑っている患者に、すぐ造影CTは必要だろうか。エコーはやってみたか？　尿検は？　それからでも遅くないのでは？　でも「安心ですから」って、誰が？

　病棟患者に対する週2回のカンファレンス。化学療法の骨髄抑制で血球が下がった患者さんの採血を、ほぼ毎日取っている研修医がいた。CRPも隔日で確認している。どうしてこんなに頻回に採血する？　白血球が下がっていたら心配ですから。

　心配？　誰が？

　検査は患者のためのものだ。医者が自分の安心のために行うものではないよ。必要最小限の過不足のない検査、しかもなるべく患者に侵襲の少ない検

査（CTの放射線被曝も患者にとっては侵襲が大きいことになる）をタイムリーに使うように、一緒に考えていこう。そういうスタンスで指導医が接していかないと、いつまでも、無駄な検査を続けることになる。

ひと休み

検査誘発性貧血

　白血病などの血液がんの化学療法は、かなり強力である。当科では、血液内科と消化器内科が同居しているので、血液がんと固形癌の化学療法の違いを肌で感じる。もちろん研修医は見るもの・聞くものが何でも新鮮だ。だから驚く。

　例えば、消化器内科、腫瘍内科で一番扱いの多い胃癌と大腸癌の化学療法の副作用としての血小板減少はせいぜい5万を切る程度だが、消化器内科の医師たちはそれでも結構ざわめき立つ。しかし、頻繁に血小板が下がる血液がんを扱う血液内科医は、血小板が1万を切っても比較的平気な顔をしている。だから消化器内科から初めて血液内科を回った研修医は、目の前の血小板減少にあたふたとする。それだけではない、白血球もゼロに近いし、肝障害もあるし……と毎日採血をオーダーする。そもそも研修医（いや研修医だけではない）はオーダーした検査にどれだけの量の採血が必要かわかっていない。毎日毎日20mLの血を抜かれてみると、どうなるか？　検査誘発性貧血が起こる（かもしれない）。

　「この貧血は、君がつくっちゃったかもな」と、ささやくと、研修医は青ざめる。

鍛錬 15 医療安全と院内感染対策

　病院として地域に存在し、地域に認められるために、最も必要なことは何か。
　ある治療が有名だとか、どの先生の腕がいいとか、清潔でサービスが行き届いているとか、看護師さんが優しいとか、それらも大切な要因ではある。しかし病院の存続に一番必要とされているのは、医療安全対策と院内感染対策がしっかり職員の間に行きわたり、順守されていることである。したがって、研修医にレクチャーする重要項目にはこの医療安全と院内感染対策も当然含まれる。

　カルテをちゃんと書くというのもまさに医療安全の順守項目の第一であるし、薬剤の相互作用、副反応の対策はもちろんだ。最近登場した免疫チェックポイント阻害薬は、かなり特殊な副反応が突然現れることがあるので、院内をあげてのチェック体制の構築が欠かせない。さらにCTやMRIで頻回に利用される造影剤によるアナフィラキシー予防や腎保護対策など、医療安全対策として覚えておかないとならないことは枚挙にいとまがない。もちろん、これらの対策は医療事故を未然に防ぐための方策にほかならないが、残念ながら医療事故が起こった場合の報告の仕方、対応の仕方もルールとして覚えておく必要がある。

　一方、感染対策については、私は長年感染対策委員長をやっているので、なおさら研修医には厳しく指導する傾向があるが、院内感染を起こすと簡単に社会（マスコミを含めて）の敵になることを事例をあげてレクチャーすると、だいたいみんな納得してくれる。
　院内感染を起こさない方法。実は、簡単なことなのだ。一つの処置ごとの

手洗いと、必要な場面に応じての手袋、マスク、ガウンの装着、そして針刺し事故予防（血液曝露予防）を、黙々と遂行すればいい。それらを条件反射のように遂行させることを研修医時代から徹底させる。ここにも三つ子の魂、百まで戦術があるわけだ。一度覚えると忘れない。逆に、ここで覚え込まさねば、いつまでも院内感染の呪縛から抜け出せなくなる。今の世は新型コロナウイルス感染症のパンデミックを経験し、みんなの感染に対する意識が高くなっている。良いことではあるが、過剰でもいけない。それを理解させるのも大事なことだ。

　人間は誰でもミスをする。針刺し事故もその好例である。当院でも、これだけ予防啓発を展開しても、年間の針刺し事故は15件程度起こる。ただし予防できることは徹底して指導する。例えば、ベッドサイドで胸腔ドレーン穿刺などの手技をするとする。少なくとも麻酔薬を吸い上げる針と、局所麻酔を打つ針、そして時には切開を広げるメス刃、ドレーン内筒針、最後に縫合針が必要だ。「術者はこれらの針をすべて記憶し、施術後にすべて自分でニードルボックスに破棄せよ」としつこく研修医に迫る。絶対自分でやる。その1本でも忘れたら、看護師や助手が針刺し事故を起こすことになる。「絶対忘れるな」とこれだけは何度も言う。そうやって条件反射を沁み込ませる。それが自分を、スタッフを守ることになるのだから。

　このように、**医療安全と院内感染対策は病院運営の車の両輪であり、どちらかが欠けてもいけない。**医師としてああだ、こうだと言う前に、いの一番

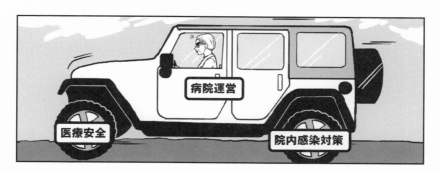

に刷り込ませるべき事項だと思う。

ひと休み

優しいだけじゃいや※

　患者の体表を消毒することは、医療行為の中ではよくある。手術の術野を広く消毒することはもちろん、採血の場でも、点滴針を挿入する時も、ベッドサイドの処置でも、体表消毒は欠かせない。その時だけは心を鬼にしろと研修医に言う。痛くないように優しく撫でるのは、患者を大事にしているようで、実は真逆だ。体表に生息する皮膚常在菌が体表から刺さる針を通して血管内に流入すること（菌をインプラントするという）が一番問題（医療行為による院内感染）であり、その皮膚常在菌を取り除くには、消毒液で優しく撫でるだけではダメなのだ。そもそも消毒液で死なない菌もいる（例えば、バシラス属菌はアルコールでは死なない）。したがって、消毒液の効力を期待するのではなく、物理的にそこにいる常在菌を除去しなくてはならない。そのためには、ワイプ（撫でる）だけではダメで、スクラブ（ゴシゴシ擦ること）が必要なのだ。患者が痛がっても、ちょっと我慢ね～と言ってちゃんとスクラブすること。これが最終的には患者に優しい医療行為となる。

※キャンディーズが1975年に発売した4枚目のアルバム『年下の男の子』に収録されている曲名でもあります。

鍛錬 16 HBV（B型肝炎ウイルス）と HCV（C型肝炎ウイルス）を 検査する理由

　昔の外科医ほど、術前にB型肝炎ウイルスと梅毒のチェックを欠かさない。その後C型肝炎のウイルスが登場し、BとCはセットのように検査されるようになったが、そもそもは術者が血液曝露で感染することを予防するためと言われていた。今でもそう信じている医師は多いし、何となく術前検査セットに含まれているからそのままオーダーする若手もいるだろう。つまり術前感染症スクリーニング検査は、老いも若きも何の疑問も持っていないということだ。ではBやCが陽性だった時と陰性だった時とで手術方法が違うかというと、今の世の中そんなことはない。標準的予防策を徹底していれば、Bだろうが Cだろうが、もちろんHIVだろうが、術中に感染することはあり得ないのだ。じゃあ、「術前感染症スクリーニング検査なんていらないんじゃね？」ということになる。理論的にはそうだ。当院の感染対策マニュアルにも術前の感染症検査は必須としないと明記している。ただし、万が一血液曝露事故が起こった場合は、その場で患者のHBV、HCV、HIVステイタスを検査することが必要で、術中に検査する可能性があることを手術同意書に併記しておけば事足りる。つまり、医療従事者を感染から予防するために、患者の感染ステイタスをあらかじめ知ることは必須でないということだ。これは内視鏡検査の時も当てはまる。内視鏡だって、どの患者に使おうとも使用後は完璧に消毒しているから問題にすらならない。ただし、ここには「医療従事者の感染を予防するため」、という条件がつく。

　これを、「患者を守るため」と考えると別な結論になる。日本ではHBVやHCVに感染していることを知らないで生活している国民が今まだ80万人いるとも100万人いるとも言われている。今でこそHBVはB型肝炎訴訟で拾い上げ

が進んでいるし、ウイルスを抑え込む薬が登場している。C型肝炎に至っては
ウイルスを完全に駆除する経口薬の登場により、非常に高い確率（90%以
上！）でC型肝炎ウイルスが体内から完全に除去することができるようになっ
てきた。そんなわけで、医療界でも治療に結びつくB、C陽性者の拾い上げに
躍起になっている。すなわち、術前検査のB、Cの拾い上げは、陽性者を治療
に結びつけるプロセスと考えれば、患者を守るためにはよいことであり、推
奨すべきこととなる。

　結論は、**医療者を感染から守るためのHBVやHCVの検査は不要だが、患者
を守るためにはそれらのスクリーニングに賛成**ということになる。というわ
けで、今私は、術前拾い上げに賛成の立場にある。
　セット検査一つとっても、どのような意味があるのかを提示すると、研修
医はそのセットの内容を自分なりに考えるようになる。

ひと休み
HBV ワクチンは医療行為の肝である

　医療行為の中で、血液曝露が起こった場合、一番注意しないといけ
ないのが、やはり HBV である。特に患者の HBV が HBe 抗原陽性の場
合は針刺し事故で感染する確率がとても高い（報告では 30％程度！）。
しかも、HBV は経口薬でコントロールできるようになってきたとはいっ
ても、HCV とは違い、人体からウイルスを完全に除去するのは至難の技
だ。そのため、患者に直接触れ医療行為を行う医療従事者は、HBV のワ
クチンを接種するのが義務である。看護学生も HB 抗体陰性者には就労
前に必ず接種をするし、研修医ももちろん対象になる。新型コロナウイ
ルス感染症のワクチンが 2 回打つ（ブースターのため 3 回という意見も
ある）必要があるのはよく知られたことだが、この HBV ワクチンも半
年の間に 3 回打たなくてはならない。そこが厄介だが、医療者を HB 感
染から守るのはこのワクチンが一番である。面倒くさがる研修医をなだ
めて打たせるのも私の役目になっている。

鍛錬 17 内視鏡養成ギプス；
まずは姿勢から

釧路ろうさい病院での初期研修の入り口は原則内科である。裾野が広い
フィールドから入ることで、医療の視野を広げることを目的としているが、何
より、研修責任者の私の希望でもある。

お節介だとも思うが、医師の前に人間であることに注力させるためだ。そ
してもう一つ意図がある。消化器内視鏡指導である。当院の初期研修制度の
"売り"の一つが「日本の数ある研修施設の中で一番最初に内視鏡が習得できる
病院」。別にホームページに高々と掲揚しているわけではないが、事あるごと
に、私が学生や研修医にささやいている言葉だ。

うちの病院のような地域中核病院に飛び込んできてくれる研修医の多く、
いやそのほとんどが「早く手技を学びたい」、「手を動かしてみたい」という
願望を持っている。そういうモチベーションがあるから、研修医を少数しか
受け入れられない地方の病院に来るともいえる。やらせてもらえる確率が断
然高くなるからだ。

今どきの若者は、とにかく手先が器用だ。なぜか？　テレビゲームととも
に育った世代だからだと思う。あのコントローラーをさばく左右の指の細か
な、それでいて素早い動きを見ていると、ピアノの速弾きに匹敵する正確さ
を感じる。その鍛錬された指は、内視鏡のダイヤル操作にしっくり合うのだ。
そしてテレビゲームの画面に展開される3Dの空間認識能力は即、内視鏡画面
の空間理解に通ずる。手の動きと画面の動きが瞬く間にリンクできるのだ。

とにかく1週間は上級医の上部内視鏡検査をただただ見学させる。内視鏡の
挿入から終了までの流れを徹底的にイメトレ（イメージトレーニング）させ

る。そして夕方には内視鏡用実習マネキンで挿入練習をしてもらう。

　その時に、私が必ず言うことがある。去って行く研修医が、宮城島語録としていつも揶揄するように語っていく言葉だ。

「内視鏡は後ろ姿だ。」

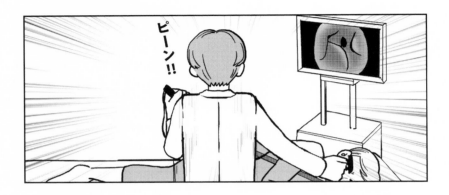

　剣士が竹刀を持って構える時の背筋がすっと伸びた直立姿勢を意識せよ（私は剣道などやったこともないのだが）。内視鏡の操作部を左前胸部付近の高さに保持し、右手で持ったファイバーの先が、無理なく患者の口の高さに合うように、ベッドの高さを調整せよ。ファイバーを、ねじれないようにアングル操作で口から咽頭、そして食道入口部までスムーズ挿入することを意識せよ。いたずらに左手を挙げたり下げたりするのは、ただファイバーをねじるだけだ。とにかく最初から最後まで背筋をすっと伸ばして、かっこよく決めるのだ。私は消化器内視鏡こそ、武士道であり格好から入るものだと信じている。

　そして、2週目には患者さんに挿入となる。もちろん最初は二人羽織のような挿入体験になることが多いが、それでも、初めて内視鏡を人間に挿入した時の感慨深さは彼らの内視鏡手技取得の第一歩の記憶としてはかなり大きなものとなる。当然、患者さんには研修の一環であることをおことわりし、同意を得ている。以上は上部内視鏡挿入の風景だが、下部内視鏡も5月の連休が終わったあたりから、研修が始まる（下部内視鏡は上部内視鏡と全く異なる

ものであり、指導法が全然違うのでここでは割愛する）。

　一度コツを覚えると、習得はあっという間だ。スクリーニングとしての一連の操作を習得した後は、精度管理に入る。写真の撮り方、病変の指摘の仕方。もちろんすべて指導医を背中にしての操作であるが、日々進化する自分に不満を抱く者などいない。自分が日本で一番先に内視鏡を習得しているのだという私のささやきに、まんざらでもないというような笑みを浮かべる。こうして内科の初期研修を終える頃には100件以上の上部内視鏡をこなせるようになり、下部内視鏡もとりあえず盲腸まで到達できるようになる。

　鉄は熱いうちに打て。まさに内視鏡手技取得はその言葉に尽きる。一度体で覚えた手技は、そう忘れるものではない。たとえ、今後のキャリアパスとして消化器内科に進まなかったとしても、内視鏡手技を取得したことは決して無駄ではないと思っている。

ひと休み　　内視鏡で食っている話

　血液内科志望の研修医がやってきた。どこ志望だろうが、研修医の入り口は内視鏡指導。

　最初は何となく抵抗があったようだが、どんどん手技としての内視鏡にのめり込んでいった。興味があるから、ぐんぐん上達する。「このまま内視鏡医になったら？」と誘おうとしたが、彼の初志貫徹をリスペクトし、また手ぐすねを引いて待っている血液内科の仲間をおもんぱかってやめた。それから数年後、彼が立派な血液内科医となり、遠く九州に国内留学した時だった。久しぶりにメールがきた。「今、大学の手当だけでは食べていけず、市中病院でバイトをしています。内視鏡バイトが一番儲かりますよ！」

　釧路での指導が役に立っているようで、それを読んでニンマリ。確かに、庖丁一本　さらしに巻いて〜（藤島桓夫の『月の法善寺横丁』）ではないが、内視鏡が1本あれば食い扶持に困らないのだ。

研修医養成ギプス ⑰ 内視鏡養成ギプス：まずは姿勢から

エコー（超音波）検査養成ギプス；外堀から埋めよ

　今でこそ、超音波検査は、検査技師が主体となって検査を行っている病院が多いが、昔は内科医が真っ先に習得する技術の一つだった。しかし、その重要性は昔も今も何ら変わっていないと思う。

　エコーはベッドサイドでプローブ（探触子）を当てれば直ちに体の内部構造が確認できる。患者に全く苦痛を与えず、放射線被曝もない検査で、しかも何度でもできる。こんなに患者に優しくて、リアルタイムに情報が手に入る診断モダリティはそうない。スクリーニング検査を検査技師が行う世の流れに抵抗するつもりはないが、エコーを利用した穿刺手技（臓器生検、ドレナージ、中心静脈カテーテル挿入など）は内科領域では最も頻用されるし、エコーでの診断はあらゆる科に共通する領域でもある。したがって、内科に来た初期研修医には、口を酸っぱくしてエコーの重要性とその技術習得の意義を述べる。とともに、やや大げさに指導する。

　超音波で得られる画像は、プローブから発せられる超音波の組織に対する反射の違い（音響インピーダンスの差）により描出されるもので、簡単に言うと、構造が物理的に不均一なものほど、反射する散乱波が多いために明るく（白く）なり、均一なものほど通過する音波が多いため暗く（黒く）表される。具体的には、脂肪肝は肝組織（細胞）内に脂肪が蓄積して肝細胞内の不均一性が高まっているので白くなるのであり、胆嚢内部や嚢胞液、腹水、血管内腔は、液体であり均一であるため黒くなるのである。この白と黒のグラデーションにより、多くの臓器が描出される。

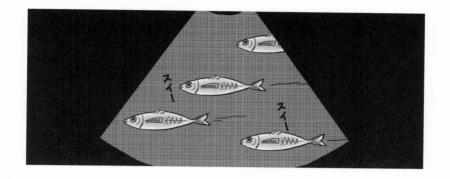

　ひと言で言えば魚群探知機の人間版となるのであるが、上記のように、少しアカデミック風（？）に話すと、わかったように聞いてくれる。そうして満を持して次の「秘技・外堀法」を伝授する。

　腹部のスクリーニングは検査技師の得意とするところだが、私なりにもひそかに、「外堀作戦」と呼んでいるルーティン検査手順を持っている。すなわち、肝臓という大きな、かつ最も疾患の多い臓器を本丸に喩えて、どのような症例でもその周りの臓器（外堀）から攻めていくのである。

　まず、肋間走査で左右腎臓をスキャンして、下腹部にプローブをずらしながら、流れる画像（主として大動脈周囲）をチェックし、膀胱、子宮、前立腺に至る。次に左肋間走査で脾臓を、季肋下走査で膵をスクリーニングしてやっと肝・胆へ至るというものである。一見煩雑にみえるが、自分の方法として体で覚えてしまえば、ものの10分もあればスクリーニングが可能で、何よりも臓器の見落としがない（宮城島拓人. I. 消化器系 17. 腹部超音波異常所見. 日常外来診療ハンドブック. 前沢政次, 他編. メディカルトリビューン, 2002）。

　何度も言うが、エコー検査は痛くもかゆくもない。放射線も当たらない。強いて言えば電気代がかかるくらいだ。だから、とにかく研修医同士でお互い被験者となって、臓器描出の練習をさせる。**科の垣根を越えたエコー技術の**

習得にはどれだけ時間をかけてもいいと思っている。絶対に役に立つ時がくるのだ。

若い女性を診る時の心構え

　基本的に、エコーは薄暗がりの個室で行われる。時に被験者と医師が二人だけになる。しかも腹や胸を露わにされた状態で被験者が横たわっている。この状況は時に密室と言われることがあり、気をつけなくてはいけない。特に若い女性が被験者となる場合には、特別気を遣う。過敏な言い方かもしれないが、こちらが一生懸命診察（どうしてもプローブが被験者の体をなで回す格好になる）していても、何か不適切な問題を起こしたかのようなことを訴えられることもゼロではないからだ。

　したがって、看護師を立ち会わせるなり、ドアを開けておくなりしてオープンな環境を整えておくことも自分を守る手立てだと説明するのだが、「若い男性を女医が診る時はどうするんですか？」と問われて返答に窮したことがある。「何歳だったらいいですか？」とも尋ねられたことがある。

　「もう勝手にせい！」と言いたくなる瞬間である。

HIV を忘れるな

鍛錬 **19**

HIVが都会の感染症だと思っているのなら大きな間違いだ。HIVがゲイたちの病気だと思っていたらそれも大きな間違いだ。HIVは主に性行為で感染する（普通の）性感染症であり、男女を選ばないし、全国どこにでもある感染症だ。薬害エイズという不幸な出来事があり、HIV/AIDSの診療・治療の均てん化（全国どこでも、同じレベルの診療・治療が行えることを目的とした国策による医療展開）のために、全国各地にエイズ治療のブロック拠点病院、中核拠点病院、拠点病院が作られた。

当院は、中核拠点病院として、東北海道のエイズ治療の拠点病院を統括しつつHIV診療・治療の中核としての役割を担っている。私の外来でも20人を超えるHIV陽性者が通院治療しているし、様々な診療科を行き来している。つまり、地方病院とはいえ、HIV感染者と多くの接点がある病院であるのだ。だから身構えなさいというつもりは毛頭ない。B型肝炎、C型肝炎患者と同じように、ワン・オブ・ゼムの感染症として普通に対応してください、となる。むしろ、HIVの早期発見に力を貸してほしいと願う。

10年ほど前に、一人のエイズ患者が亡くなった。30歳半ばだった。
彼の当院受診までの臨床記録を記載してみる。

主訴：視野障害、動作時息切れ
既往歴：平成10年　不明熱（某内科3か月入院）
家族歴：特記事項なし
生活歴：喫煙10本/日、独身

現病歴：平成17年3月頃より左の視野欠損に気づき、同年5月某脳神経外科入院。左同名半盲と診断されるも原因不明として、当院神経内科紹介。6月下旬より動作時の息切れが出現。レントゲン検査で間質性肺炎を疑われ当科紹介となる。

　最終診断は、HIV感染、カンジダ食道炎、ニューモシスチス肺炎、進行性多巣性白質脳症、サイトメガロウイルス感染症。CD4はわずか4個/μLだった。肺炎の治療をしているうちに進行性多巣性白質脳症が進行し、半身麻痺、ほぼ寝たきりの状態になったが、ART（多剤併用抗HIV療法）導入後、ウイルスはコントロールされ、本人の努力と家族の献身的な介護により、職場復帰ができるまでに奇跡的に回復した。「いつか先生と一緒にケニアに行ってHIV患者のケアをしたい」とまで言っていたにもかかわらず、回復して5年後重篤なけいれん発作にて突然亡くなったのだ。おそらく進行性多巣性白質脳症の傷が脳に残ったままで、それが原因だったのだろう。

　今、HIVはウイルスのコントロールが可能になり、エイズにはならなくなった。つまりHIV感染だけで死ぬことはなくなったのだが、このケースのようにエイズを発症してしまった人はやはり予後が悪い。彼はなぜこんなに遅くまでHIV感染がわからなかったのか。
　前出の臨床記録を見直してほしい。既往歴に平成10年不明熱として某総合病院で3か月入院している。実は、この時こそが、HIV初期感染症状（急性HIV感染）だったと考えられる。某病院の医師は、HIVの存在などつゆほどにも思わなかったのだろう。疑わなければ検査しない。もし、この段階でHIVが判明し、早期治療導入されていたら、彼は今も元気で仕事していたに違いない。

急性 HIV 感染

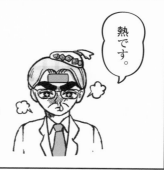

・HIV に感染して 2 ～ 6 週間後の時期に
　急性ウイルス性感染の症状を呈する
　（40 ～ 90％）。
・症状：発熱 96％、全身倦怠感 80％、
　リンパ節腫大 74％、咽頭炎 70％、皮疹
　70％、関節痛 54％、下痢 32％、頭痛 32％

熱
で
す
。

　最近のコロナ禍で、HIV検査の関心は薄れてきたように思う。ステイホームは感染機会を増やしている可能性もある。日本でのHIV/AIDSの新規発生件数は2020年に急激な落ち込みとなった。しかし、これは単に拾い上げられていない可能性を示唆する。

　医師として第二の彼を出してはいけない。HIVの初期感染症状（通常の風邪のような、発熱、咳、倦怠感、リンパ節腫脹など）をいかに見逃さないか。すなわち、臨床推論の中で、HIVの可能性を常に意識することが一番大切であり、研修医こそ、その心構えを持ってほしいと切に願う。HIVを思い出せるか、思い出せないかで、患者の一生を左右してしまうことがあるのだ。
「HIVをとったか？」

　これが、カンファレンスでの私の口癖となった。

ひと休み　「ビンゴ！」を引き当てた研修医

　HIV の急性感染（初期感染症状）を見分けるコツは、風邪症状や頸のリンパ節を腫らしてきた若者や壮年者に、HIV の疑いを持つことである。その疑いの根拠が、最近の無防備なセックスの体験であったり、性感染症の既往であったりする。しかし風邪症状で病院を訪れた患者に、いきなりこれらのプライベートな事柄を事もなげに聞けるほど日本の研修医はすれていない。

「こういう可能性もありますから、聞いてもいいですか？」とやわらかく話を持っていくのがベストであるが、それも訓練。しかも、同意を得てHIV抗原抗体検査に辿り着いたとしても、ウインドウピリオド（HIVが体内に感染してから、抗体ができるまでにある一定の期間がかかるので、その期間はたとえHIVに感染していても、検査では陰性と出してしまう）の中にあれば、その時の検査陰性は当てにならない。そういう可能性も説明して、「今はHIV検査が陰性と出ましたが、後1か月くらいしてから、もう1回検査しましょうね」と言うことで落ち着くことになる。したがって、HIVの急性感染を見出すのは、それなりに苦労がいるのだ。

　ところが……。

　発熱と咽頭痛、頸部リンパ節腫脹、皮疹で受診した20代男性。担当した研修医がEBウイルス感染症やサイトメガロウイルス感染症を疑うと同時に、あまりにも私がしつこく言うものだから、ふとHIVを思い出したらしく、検査を加えたという。対症療法（発熱などの症状に対して薬などを処方すること）にて翌週の病態確認と検査結果を説明。ここまでは完璧だ。

　研修医が検査結果を持って私のところに飛んできた。

「先生、この患者さん、HIV陽性でした。」

「？？？」

　HIV抗体検査なら当日わかるし、一体何を検査したのだろう。訝しがってデータを見てみると、HIV-RNA定量検査だった！　しかも10万超えである。HIV-RNAはHIVの遺伝子そのものを測定する検査で、HIV抗体陽性が判明した場合に、確認検査として改めて検査するものである。そもそもスクリーニングとしては、保険で認められていない。その研修医はHIV抗体をとらずに、いきなりHIV-RNAをオーダーしたのだった。

　でも、ビンゴじゃん！　端末画面に表示されているHIVという項目を探してポチッとしたのが、HIV-RNAだったとのことだが、結果オーライとなった。しかし改めて、まずは最初にHIV抗体検査をして、その後でHIV-RNAとの順番を指導することとなったが、何となく二人ともにやけていたような気がする。私は苦笑い。研修医はしてやったりの笑顔。

鍛錬 20 救急対応に求められるもの

　最近はやたらと医療現場の人間模様がドラマの主題になるようだ。ブラック・ジャックばりの神の手を持つ医師が登場したかと思えば、ER（救命救急室）のダイナミックな現場で上司、部下、男女入り乱れての葛藤という設定も多い。法医学や病理医に焦点を当てた、ややマニアックなストーリーも展開され、それなりの話題を集めていた記憶もある。坊さんと医師のダブルライセンスを持つという設定ドラマもあったな〜。ごく最近には研修医が主人公となって悩みながら成長するテーマも登場した。そして、それらの共通するところは、昔の『白い巨塔』のような社会派サスペンスではなく、ある意味でコミカルな人間模様を医療というシリアスな現場で再現しているものだと言える。

　ERに憧れて入ってくる研修医が特に最近多いように思うのだが、さてはドラマの影響かと訝しがる。ERはあらゆる医療分野の基本だから、絶対に研修は外せない。しかし間違っちゃいけない。ドラマに出てくるようなイケメンや美人はいつもいない。地味で過酷な領域なのだ。そもそもERはイコールICU（集中治療ユニット）であり、それがないところでは救急が学べないと思っている研修医もいる。

　しかし地域の現場ではそんなことはない。ICUがなくたって、二次救急当番はひっきりなしにやってくるし、救急車と患者は場所を選ばない。当院では年間2,500件程度の救急車搬入があるが、そのうち50％弱が内科症例である。研修医が関わる数はずっと少ないとしても、経験値としてはかなりの数になる。当然、上級医とセットで対応するが、どの場所で患者と対面したとして

研修医養成ギプス ⑳ 救急対応に求められるもの

研修医養成ギプス

も、ファーストタッチでトリアージをしっかりできることが最も大切で、ICU に詰めることですべてが解決できることでもない。**要は運ばれてくる患者の症状に対するワークアップをしっかり行い、そこでできることとできないことを見極める力をつけることが、研修医の最も大切な到達目標**なのだと思う。

ひと休み
二次救急にへばりつく研修医

　当院には ICU はない。救急研修は 3 か月あるが、そのうち 1 か月は麻酔科研修としてルート確保や挿管管理を学ぶ。後の 2 か月を救急搬送対応が多い内科、外科、脳外科、整形外科で、勤務時間内の救急対応と二次救急の夜間でのファーストエイドを学ぶ。しかしそれに限定することなく、どの科で研修していても、余裕があれば、夜間二次救急に自発的に介入し上級医とのペアリングの中で経験を積むことを容認している。もちろん継続して朝まで働いた場合は、翌日の勤務は午後免除としている。

　すごく一生懸命に二次救急に関わる研修医がいた。非常に能力に長け、フットワークも軽く、学ぶことに意欲的だった。ただ体のことが心配になって、「あまり無理しないで計画的にな」と声をかけたら、ニコニコ笑ってこう答えた。

「大丈夫です。勉強になるし金も入るし、一石二鳥ですから。時間外をいっぱいもらって車を買う足しにします。」

　思わず爆笑。なるほど時間外稼ぎも真っ当なモチベーションだ。

鍛錬 21 まずやってみろ。責任は俺がとる

研修医に何をさせるか、どこまでさせるかが指導医の中ではいつも問題になる。させることのできる手技リストは、お国からも提示があるし、それぞれの病院の医療安全システムの中で規定されているはずだ。しかし、どんな医療手技にもリスクはある。採血一つにしても、神経損傷が医療訴訟の原因になる。だから基本的には一つ一つの検査手技に対してリスク・ベネフィットを説明し、同意を得て（文書として）事を行うのが現在の医療安全のスタンスだ。そうなるとなおさら研修医の手技はリスクが高いから、させられない。だから自分がやるから見ていてね。となりがちになる。

リスクの語源はギリシャ語にあり、「勇気を持って試みる」ということ。リスクは避けるものではなく挑むものであり、危険を承知で「挑戦すること」なのだ。すなわち、「リスク」を、まずい・危ないという「危険」の意味だけで理解するのは正しくない。**緻密なリスク回避をシミュレーションしたうえで、そのリスクに挑戦していく気概は、医療の中でも必要だと私は信じる。**挑戦しなくては、研修医は前に進まないし、医療も前に進まない。釧路ろうさい病院を卒業した研修医が、宮城島語録としてそろって口にする言葉がある。
「まずやってみろ。責任は俺がとる。」
研修医に投げかけるその言葉は、後付けかもしれないが、そんな意味から発せられていると私は思っている。

なぜ、そう思うようになったのか。
私は36歳で内科の筆頭部長になった。肩書きは偉そうだが、若干36歳で一番年上となったということだ。もっと言えば、自分の後ろに見守ってくれる

先輩がいないということだ。検査で、治療で行き詰まった時、振り返ったら手を差し伸べてくれる人がいない。何としてでも、自分で解決しなくてはならない。この恐怖と緊迫感は並大抵ではない。そんな場面に何度も立ち会っているうちに、だんだん開き直ってきた。言わなくても責任をとらされるのなら、先に言ったとしてもいいわけだ。それがあの言葉となった。

ひと休み
ESD（内視鏡的粘膜下層剥離術）専門医の心境

　消化管の早期癌の内視鏡治療の進歩は目を見張るものがある。多くのデバイス（内視鏡を通して使用する切除に必要な器具）の発達と、内視鏡医の緻密な技術の賜物である。10 年くらい前の黎明期には私もやっていたが、時に数時間を超える切除時間にだんだん耐えられなくなり、私はいつしかデバイスを置いた。以後は大学から鍛え上げられた ESD の専門医が派遣されるようになり、当科での年間 50 例を超える ESD をほぼ一人で（もちろん研修医たちに指導しながら）施術している。しかしその専門医も、大学では複数の仲間たちやその上級医と一緒にやっていた。何かあったら手を替えてもらったし、逆もあった。

　それが一人専門医として当院に派遣された時に感じることは……孤立無援。

　これこそ私が 30 代後半から感じていた、「後がない」という緊張感と恐怖感である。それに打ち勝って彼らはまた強くなる。指導医もそうやってたくましくなっていくのだ。

鍛錬 22 ほうれんそうにおひたし

医療安全という意味からもそうであるが、研修医に心がけてほしいことの最上位にあるのが、「ホウ・レン・ソウ（報告・連絡・相談）」。特に「相談」の徹底である。つまり、自分で判断がつかない時に、「わからない」と指導医にきちんと伝え相談に来ること。

実は、「わからない」ことを「わかっていない」ことが結構ある。わかることとわからないことを自分なりに整理することは、非常に大切な研修医の資質である。それがしっかりできていれば、その後あまり手をかけなくても、スマートな医師になっていく。**「わかりません」としっかり言える研修医を育てなくてはならい。**

そしてその「ホウ・レン・ソウ（報告・連絡・相談）」に指導医はどう返すべきか。先日SNS上で面白い「返し」を見つけた。
「オ・ヒ・タ・シ」である。

> お ; 怒らない
> ひ ; 否定しない
> た ; 助ける
> し ; 指示する

これにはうなった。
まさに、これは今の研修医に対する、指導医としての十戒ならず四つの戒めにほかならない。今の？

昔は……。

　「てめ〜何やってんだ!!」と、メスが飛んできたなどという逸話が腐るほど
あった。もちろん昭和の風景。特に外科の世界では、怒鳴られ、罵倒されて
一人前になるのが避けて通れない道だと誰もが（消極的ながら）容認してき
た。「だからお前はダメなんだ」と、全否定されることにも耐えた。そして、
手取り足取り指導することもなく、俺の背中を見て覚えろとくる。そんな指
導を受けてたくましく（？）成長してきたのが、今の指導医（少なくとも還
暦に近い部類）なのだ。そして教える側になった途端に、自分のされた指導
を全否定して、あるいは反面教師として、「オ・ヒ・タ・シ」を何百回と唱え
ながら、ガラスのような研修医と対峙する。その葛藤を自覚することは、す
なわち自己の成長だと信じて頑張るしかない。

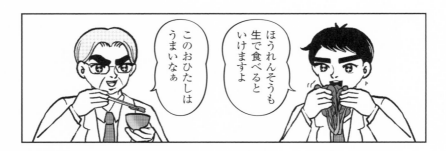

ひと休み

「し・な・び・る」

し；叱られて
な；萎えてしまって
び；びびり止まらず
る；流浪する

「お・ひ・た・し」を励行すれば、「し・な・び・る」研修医を出さ
ないことができるに違いない。おい、しなびるなよ、絶対。

鍛錬 23 EPOC と J-OSLER を使いこなす

　研修医が最も苦手とするところは、ポートフォリオだ。すなわち、自分の経験、研修内容をカリキュラムの求めに応じてしっかり書き留め保存しておくことだ。体を動かして、いろいろなことを経験し、さらにEBMの知識で補完し、それを自分のものとして吸収していくことには、毎日が新鮮な研修医には魅力的なワークであり、自ら進んで慣れていくが、その忙しさに流されて、記録することはどうしても後回しになる。

　ところが、研修医の評価には、その記録が重要になる。指導医も薄々そのことを感じているが、「指導はするけど、記録のノウハウ、保管は知ったもんじゃない」と研修医任せとなりやすい。昔はそれでよかったし、専門医試験さえ通ればいいという風潮があった。しかし、最近の動向をみると、研修医がどこで何を学んだかを詳細に提出することが求められ、評価はどんどん厳格になっている。

　研修医はもちろん、指導医も、彼らの組み込まれている研修評価システムを彼ら以上に理解しておく必要がある時代になっているのだ。

　EPOC2（E-Portfolio of Clinical training）は初期研修医のためのオンライン臨床教育評価システムで、第一世代のEPOC（Evaluation system of Post-graduate Clinical training；オンライン卒後研修評価システム）の進化版（同じEPOCでも名称そのものが変更されている）として2021年より登場した。スマートフォン入力を前提とし、経験した症候・疾患、臨床手技、一般外来研修実施記録や講習会・研修会受講歴などをその場で入力ができることで、漏れなく登録が可能であり、研修医自己評価を指導医へオンラインで転送し、評価依頼ができる優れものである。

以前は、病院独自の評価方式でやっているところもあったが（当院ではクリアファイルに、ポートフォリオとして保存させる紙ベースの評価方法だった）、EPOC2の登場により、ほぼすべてがそれに置き換わったと言っていい。研修医一人あたり3,000円の登録料がかかるが、その程度で全国的に統一された評価が得られるのなら安いものだ（もちろん病院が払うに決まっている）。さらに、2021年後半から、CC-EPOC（Clinical Clerkship-EPOC）が登場する。これは卒前に行われる臨床実習の評価をオンラインで記録できるツールで、操作方法もEPOC2と同様で、卒前・卒後にシームレスな評価、ならびに、振り返りと到達度の把握に基づいた適切な課題の学修が可能になる。今後初期研修医は、そのCC-EPOCによるポートフォリオを引っ提げてやってくるわけで、「私はそんなもの知りません」とは言えない状況が刻一刻と迫ってきていることを、病院の指導医は危機感とともに、理解しなくてはいけないのだ。

　一方、内科専攻医の登録システムとして登場したのが、J-OSLER（Online system for Standardized Log of Evaluation and Registration of specialty training System）であり、2018年から稼働している。内科専門研修の標準化を図るため、EPOCと同じようにオンラインで研修実績の登録と評価ができるシステムだ。専攻医はまずこのJ-OSLERシステムに登録し、3年間の間に①症例登録：56疾患群、160症例、②病歴要約：29症例、③6回の講習会の受講、④日本内科学会認定内科救急・ICLC講習会（JMECC）の受講、⑤学会発表または論文発表2回以上、⑥内科系学会に6回参加、⑦半年おきの自己評価、指導医評価、360度評価、技能技術評価、1年おきのプログラム評価が義務づけられる。その中でも病歴要約が一番大変で、専攻医3年目から一次評価と二次評価（論文の査読のように、一次評価では研修病院の指導医が、二次評価では第三者の指導医が評価することになる。これをパスしないと専門医試験すら受けられない）が始まるため、2年目の終わりまでに29症例をすべて登録しておくのが理想的と言われている。

　しかし、ほとんどの研修医は、疾患登録こそ細々とするが、症例要約が遅々

として進められていない。日々の診療や救急対応に明け暮れ、机に向かって
システム登録する余裕がないというのが実際だ。

　ここでこそ、指導医による、リマインドが大切になる。事あるごとに、EPOC2
あるいはJ-OSLERに記録したかを聞きまくる。

**研修医と指導医が、その評価システムを共有することが、今、求められる
ことだ。**

年度末のメール地獄

　内科専攻医は、前出のように、3年間の間に症例登録；56疾患群、
160症例と病歴要約；29症例を提出しなくてはならない。疾患登録に
限って言えば、単純に計算して、1年間に50症例以上の登録と考えれ
ば、せめて週1〜2例ほどコンスタントに報告していれば、穏やかな
研修医生活を送れるはずである。ところが、そんな計画的な研修医は
そういない。だいたいがその病院研修を終わる頃になって、すなわち
3月になって、怒濤の症例登録が行われる。一つ症例登録が終わると、
すぐさま指導医に登録したことを知らせるメールが届く仕組みになっ
ているので、一症例ごとのリマインドメールが各研修医から毎日のよ
うに何通も飛んでくることになる。朝病院に行ってメールを開けたら、
10件以上がずらずら〜ということも稀ではない。その一つ一つに対応
し、症例登録内容を確認し評価までしなくてはならないのだ。これは
朝から大変な作業である。だから、計画的に登録しなさいと言ってい
るのだが、そうはならない。送るも地獄、受けるも地獄。これって、
内輪だけの問題なのだろうか。

研修医養成ギプス **23** EPOCとJ-OSLERを使いこなす

研修医
養成
ギプス

鍛錬
24

On the Job Training（OJT）ということ

　地域医療では絶対的に医師が足りない。それゆえ、必然的に初期研修医も前線の医師と扱われることが多い。しかし研修医は現場の荒波から守られながら、育成される立場にある。この二律背反的な立ち位置をどうすればいいのか。それを解決する魔法の言葉が、オン・ザ・ジョブ・トレーニング（OJT）だ。直訳すれば、仕事をしながら訓練を受けることとなる。

　今まで研修医養成ギプスとして語ってきたことは、まさにOJTとしての指導法にほかならない。主治医として矢面に立つのも、早々に内視鏡手技を実際の患者を通して覚えるのも、ベッドサイドの手技一つ一つに対して、まずやってみろと促すのも、それが実習ではなく、医師の実務としてあるからなのだ。それを辛抱強く見守って、時に患者に悟られないように何気なく軌道修正をしていく指導医たちの技量と頑張りがあってこそのトレーニング法であるが、地方病院では必須の指導法だと言える。

　座学や見学なんかより、早く手や体を動かしたい、早く何でもできるようになりたいという初期研修医の多くは、こういう病院に飛び込んでくる。そういう病院は、そんな研修医を喉から手が出るほど欲しがっている。**まさに両者の思惑の一致するところ、それがOJTなのだ。**

　この言葉で学生を勧誘すると、結構食いついてくる。これはホントの話だ。

オー・ジェイ・ティー！

オン・ザ・ジョブ・トレーニングを行うには、基本的には指導医と研修医が一対一で朝から晩まで付き合うことになる。医師免許を得たら法的には医者として多くの侵襲的医療ができることにはなっているが、当然単独でさせられないことも多々あるからだ。ところがそのコンビは9時5時では解消されない。夕方から夜の延長戦（カンファレンスや時間外手技）は予期せずやってくるし、そういう時間外こそ彼らの出番は多い。しかも、そういう時に限って、「ちょっと行くか？」と夜の街でのカンファが（だいたいは私からの誘いであるが）、これも予想なくやってくることが多い（コロナ禍の時代の話ではないのであしからず）。誘われた研修医は、突然目を輝かせて、「オー・ジェイ・ティー！オー・ジェイ・ティー！」と叫び出す。仕事終わりの飲み会も、彼らにとってはオー・ジェイ・ティーとなる。

それにしても、こうやって研修医といる時間は、家族といるより長いような気がしてならない。これもホントの話だ。

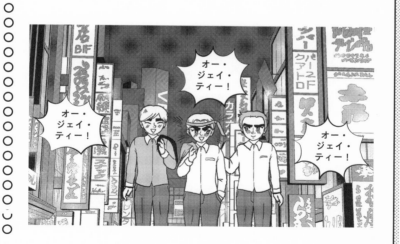

研修医養成ギプス **24** On the Job Training（OJT）ということ

脊髄反射か大風呂敷か
（研修医から学ぶワークアップ）

　医者が医者として成熟していくと、どうなるか。自分なりにあーだ、こー
だと考えているうちに、面白い表現を見つけた。

　当院の病理を担当してくれる、いわば同僚が、研修医や若手病理医たちの
ために書いた最新本（市原真, Dr.ヤンデルの病理トレイル, 金芳堂, 2021）の
冒頭。しばし抜粋してみたい。

「なぜなら、医師は働けば働くほど、行動の責任領域が脳から脊髄にずれてい
くからです。脳で思考して行動するのではなく、脊髄反射でルーティンをこ
なすようになっていく。年を取れば取るほど、実績を重ねれば重ねるほど、偉
くなればなるほど。そのほうが高度な作業を高速でこなせる。そのほうが早
く正確に多くの患者さんを救える。医師は年齢を重ねるごとに、若いときほ
ど脳を（意識的には）使わなくなっていきます。」

　また、こうも述べている。

「医術の多くは無意識で手が動くレベルにまでルーティン化することで初め
て人を救うレベルに達する。」

　彼はこういう医師を肯定する意味で述べているわけではないが、かなり当
を得た表現だと思う。確かに目の前の患者の状態、データなどから、判断し
導き出す結論はそう多くはないかわりに、今何をすべきかを言語化する前に、
動き出す。そしてだいたいがそれで解決される。それを後ろで見ている研修
医は、指導医の判断、行為に当然脱帽する。しかしこれでは指導にならない。
脊髄反射に至るまでの履歴を指導医自身が研修医とともに反芻することが大
切なのだと思い知る。

　なぜなら、平成の医学教育を受けている研修医は臨床推論や鑑別診断は比

較的よくできる。大学で症状に対するワークアップをカリキュラムの中で
しっかり学んでいるのだろう。むしろ、脊髄反射で診断を行うような昭和で
学んだ指導医は意外とワークアップになじみが薄い。

　だからこそ、私は彼ら研修医にはあえて「大風呂敷を広げよ」と言う。出
せるだけ鑑別診断をあげよということだ。ある症状、患者の発するサインか
らまず、何が考えられるか、何でもいいから言語化させる。それには時間が
かかるが、それに付き合うようでなければ指導医は務まらない。俺の背中を
見て覚えろという昭和は遠い過去になったのだ。

　この臨床推論のコミュニケーションが研修医と指導医にはとても大切であ
り、面白い。お互いの人間臭さを知ることにもなる。しかも指導医から研修
医への一方通行のベクトルではない。むしろ**指導医は研修医から学ぶ気持ち
で接するほうが気持ちがいい。**

ひと休み　　負けない診断

　昔は臨床推論などという言葉はなかったし、ワークアップというかっ
こいい横文字もなかった。あえて言えば「鑑別診断」がそれらに相当
する。そもそも臨床は推論の連続である。そこに適切な検査データや
画像が加味されて診断に辿り着く。推論の前に、とりあえずの血液検査、
画像検査で満足して思考停止にならないようにという意味でも大風呂
敷を広げようと勧める。しかしそこに正解はないかもしれない。正し
い診断がつかなくてもいいのだ。診断はクイズではない。可能性の高
い疾患を次々と鑑別診断にあげることも大切だが、患者を診た初期の
段階から、**患者を悲劇に陥れるような疾患（すなわちすぐに対応しな
ければ死を迎える可能性のある疾患；心筋梗塞や大動脈解離、絞扼性
イレウスなど）を除外することが最も大切である。**診断の正確さよりも、
診断リスクの低減を心がけること。これが負けない診断となる。

鍛錬
26

口コミがモノを言う

　研修医をどのように獲得するか。これは2004年に新臨床研修制度が稼働して以来の地方研修病院の長年の課題である。この制度発足時の最大の懸案は、大都市のマグネット病院に研修医が偏在することだった。卒業生が自由に病院を選べるわけだから、質の高い有名どころの病院で都会的生活を享受したいと思うのは当然だ。予想通りのことが起こって、北海道でも絶対的研修医不足が生じた。

　そのため2010年臨床研修制度の見直しが図られ、研修医の偏在を是正する目的で、都道府県別に研修医の募集定員の上限が設定された。これにより猫も杓子も東京へ流れることはなくなるだろうと思われたが、相変わらず地方大学や地方病院は研修医確保に苦戦しているのが現状である。

　北海道庁でも研修医確保のための、学生と研修病院の集団お見合いのような、プレゼンテーション機会を作ったり、全国展開する民間医局では、レジナビという名前で、東京や大阪などで大々的な研修病院見本市（物産展？）のようなものを開いている。確かに思いがけない出逢いがあり、思いがけない大学の卒業生が研修医として来てくれることもあったが、それに参加するための病院としての人的、経済的負担を考えるとどこまでメリットがあるのか疑問に思うこともある。最近は新型コロナウイルス感染症の影響もあり、対面的集団見合いはしばらくなりを潜めているが、今度はウェブによる動画配信まで登場している。しかしこちらもどこまで宣伝効果があるのか、まだまだ手探りの状態だ。

　結局、口コミが一番効率よく研修医を集めることができると悟った。学生

同士や部活仲間の情報交換は、今、信じられないほど密となっている。LINE
で1日中つながっているし、昼夜問わず瞬時にコミュニケーションができる。
そんな環境の中で研修の良し悪しは、すぐに拡散する。当院で研修した医師
が、部活の仲間を誘う。当院で研修し、消化器内科に入局した医師が、実習
に来た学生に気楽に自分の研修した病院を勧める。言葉は悪いが、その流れ
こそがコスパのいい研修医獲得法だと思う。

　実際、当院の初期研修医もここ数年間ほとんどが口コミで集められたと
言っても過言ではない。だからなおさら、研修医が満足する研修を担保しな
くてはいけない。**研修医がダメ出しをした病院を後輩には絶対に勧めないだ
ろう。**そういう覚悟で研修指導にあたらなければいけないと本気で思っている。

ひと休み

コロナ禍で変わる学生の指向

　と、本文では書いたが、このコロナ禍で状況に変化があった。2021
年度にマッチング面接をした学生（2022年度の初期研修医候補）の分
布である。北大や札幌医大などの道内組が5名、道外組（それも関西
が多い）が5名と口コミとは全く無関係のルートからの道外が増えて
いるのだ。そして釧路を希望した理由が面白い。病院の概要や研修の
特徴は病院ホームページで理解し共感したうえではあるのだが、総じ
て東北海道の広々とした自然の中で、のびのびと研修したいとの希望
でほぼ一致しているのだ。釣りが好きだという学生も、写真や星の観
察が趣味だという学生もいた。自由に選択できる2年間だ。密を避けて、
新型コロナウイルス感染症から離れて都会とは別世界の中に身を置き
たい、そんな思惑が見えてくる選択だ。しかしどんな思惑でも構わない。
来てくれて真面目に研修してくれればそれでいいわけで、私たちにとっ
ては嬉しい誤算である。新型コロナウイルス感染症の影響がこんなと
ころにまで現れてきたとは、私もびっくりしている。

鍛錬 27 来る者は拒まず、去る者は追わず

　私は研修医の選り好みはしない。当たり前だ。そんなことしていたら誰もいなくなる。これは、初期研修医のみならず、後期研修医にも当てはまる。後期研修医は、医局から派遣の打診があるのだが、医局で決めてきたことに絶対にダメ出しはしない。だからというわけではないが、何となく「大丈夫かな〜」という医師もやってくる。

　大丈夫かな〜という彼らを元気づけるのに一番の特効薬は、自信をつけさせることだと思う。自信はどうやってつくか。本を読んで知識を増やせばそうなるというわけでもない。根性棒で叩いて背中を真っすぐにさせたら自信がつくものでも、もちろんない。今までできなかったことができるようになる。これが一番の自信となる。

　私の指導はこれに尽きる。腹水穿刺もそう、胸腔ドレーンもそう、内視鏡もそう、腹部血管造影もそう、化学療法も血液がんの治療もそう、CV（中心静脈）カテーテル挿入もそう、ポート造設もそう。そういう一つ一つが自分の手でできるようになると誰でも自信が芽生えてくる。そこを大切にすればいいのだ。

　そしてできたことを褒める。釧路を出た医師は医局に戻るとやたらとうるさいと言われる。悪い意味ではない。カンファレンスなどの集まりで、釧路出身の医師からは質問やら意見やらがどんどん飛び出してくるというのだ。多くのことを自分の手でこなしてきた自信があるから、ちゃんと発言できるし、自己主張できるのだと思う。何となく危なっかしく見えた医師が、釧路から帰ってくると堂々としている。医局で「宮城島再生工場」とまで言われ

たのはそういうことなのだと思う。

　自信がついたら、どんどん外へ飛び出してほしい。女々しく（これは使ってはいけない言葉か）残ってくれなどとは言わない。なぜなら、彼らにはまだまだ学ぶところがあるから。釧路なんてちっぽけなところで満足するべきではない。いつもそう思っている。

来る者は拒まず、去る者は追わず。私の30年のスタンスでもある。

自分探しをしにきた研修医

「釧路に来た目的は自分探しです。」

　３年目の医師（いわゆる後期研修医）として医局から派遣された彼は、歓迎の宴席でそう話した。以来、研修の合間の事あるごとに、「どうだ、自分が見つかったか？」と聞くことが挨拶となった。私としては、自分を探すなどという受け身的な発見ではなくて、積極的に自分を作っていってほしいと思ったが、それはそれ。彼は飄々と仕事をこなしていった。送別会でも彼はこう言った。

「自分探しの旅に出ます。」

　それから数年。彼は自分を探すことを諦めて、素敵な女性を探し当てた。かわいい子どもも授かり、今では札幌でマイホームパパをしながら QOL（quality of life）の高い生活をしている。結局自分探しとはそういうことだった。

研修医養成ギプス **27** 来る者は拒まず、去る者は追わず

カムバックサーモン理論

　北海道になじみ深い魚として鮭（サーモン）がある。秋深くなると、道東の川には、一面真っ黒になるほどに鮭の集団が産卵のために遡上してくる。翌春その川で孵化した幼魚は、大海で成長し、何年か後にやがてまた同じ川に戻ってくる。私はこの循環が好きだ。

　来る者は拒まず、去る者は追わずとはいえ、研修を終えた若者に送る言葉に、必ずこのサーモンの話を加える。

　釧路で学んだことなんて、ちっぽけなことだ。しかし絶対に医師としての基礎になる。その基礎を最大限利用して、さらに大海に飛び出してほしい。そして何年か経ったら、その一人でも二人でも大きくなった姿を釧路で見せてほしい。それがカムバックサーモン！

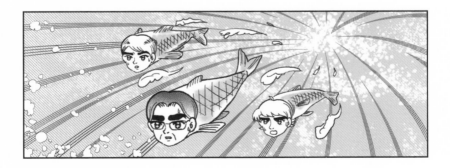

　実は釧路ろうさい病院内科が今あるのは、このカムバックサーモン理論に乗って戻ってきた医師たちによるところが大きい。私の右腕となって働いてくれている50代の医師もカムバック組だ。3年前に出戻った臨床腫瘍内科医も

いる。この二人は、私が未だに病院宿舎生活だというのに、釧路に家まで建ててしまった！　地に足をつけてここで頑張ってくれるという証拠でもあると思うととても頼もしい。今までにもかなりの数のサーモンたちが、戻ってきてくれた。それぞれが消化器や血液、腫瘍の専門医、部長として自分の育った場所で研修医を育ててくれている姿はとても魅力的な風景であり、まさにサスティナビリティ（持続可能性）を感じさせてくれるのだ。何を隠そう、私自身、医師2年目から4年間をここで過ごし、平成5年、医師10年目からまた戻ってきたカムバックサーモン第1号である。

　内科だけではない。当院で初期研修を終えて、外科医、整形外科医、泌尿器科医など多くの科に進んだ研修医のうち何人もが、自分の医師としてのキャリアパスの中で、再び当院の医師として活躍してくれた。廊下ですれ違いざまに再会を喜び合うことは、私にとって、送り出した子どもに会う気持ちに似ている。

ひと休み
“ほっちゃれ”でもいいですか？

　厳密に言えば、カムバックサーモンとは、産卵のために川に戻ってきた鮭のことだ。川に戻るには、相当の体力がいるし、川の浅瀬をどんどん這い上っていくうちに、身はそがれ傷ついていく。そして産卵を終えると息も絶え絶えとなり最期を迎える。そんな鮭は肉が痩せ、味が落ちる。そんな鮭を“ほっちゃれ”と言う。転じて北海道の方言となり「疲れて元気のない人」のことを指す。道産子はよく知っている言葉だ。

　私の熱く語るカムバックサーモン理論に、ある道産子研修医はこう答えたのだ。

「ほっちゃれになって帰ってきてもいいですか？」

「……。」

　そういう意味でカムバックと言ったのではないのだが。

NRホスピタルから発信；
オール釧路で育てる試み

　2004年の新臨床研修制度のもたらした波紋の一つは、地域の中核病院からの大学病院への医師の引き抜きと、医師の集約の名のもとに行われた地方病院間での医師再分配であった。当院も、2007年に産婦人科と小児科が釧路赤十字病院に集約され、2008年には循環器内科が市立釧路総合病院に集約された。

　特に循環器内科は、市立釧路総合病院に派遣していた札幌医大の循環器内科が総引き揚げを強行したことがきっかけとなり、市の主導により、北大循環器内科から派遣を受けていた労災病院の循環器内科を市立病院に集約し、ハートセンターを維持しようとしたのだ。当院としては、循環器内科の撤退だけは避けようと策を練ったが、当時の釧路市長が直々に当院を訪れてまでの陳情があったほどに、市立病院の意思は固かった。

　何とかしないと病院がもたない。というより、釧路の地域医療が破綻すると、切々と市長に訴えたことを記憶している。そもそも2004年の臨床研修制度以前から、地方では、総合病院とはいえ一つの病院で医療が完結できる時代は終わっていたのだ。同規模の病院がお互いをライバル視して、患者を奪い合うなど、都会ではあり得ても地方では共倒れになる。病院間の協働しか地域を守る道がないのは自明だった。

　その時、同じことを考えていたのが釧路赤十字病院のN副院長（当時）だった。日赤と労災、全く経営基盤の違う病院がライバル視するのではなく、協働して地域を守る。この未来に二人は意気投合した。

　日赤の強みは周産期、小児、精神、眼科そして内科分野では糖尿病・膠原

病・腎臓。労災の強みは、内科分野では消化器・血液・腫瘍内科、神経内科、そして泌尿器科、耳鼻科、さらに脳外科、放射線治療。それぞれがそれぞれの強みを活かして、一つの病院のように機能できないだろうか。どちらかの病院に行けば、どんな疾患でも対応できる。そんなキャッチフレーズで住民をケアできたら……。

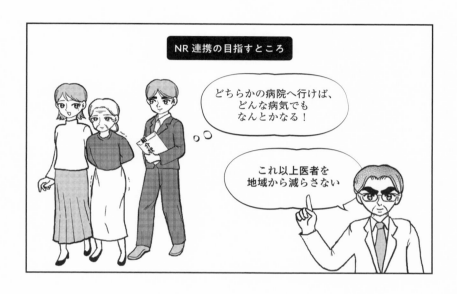

　私たちはNRホスピタル（Nは日赤のN、Rは労災のR）構想と名付けて、事務部門、診療科部門、看護部門の代表が集まって協議を重ねていった。そうやって、お互いの診療科の外来を他方に設置したり、医療安全相互視察を行ったりするようになった。当科でも毎週下部内視鏡検査外来を日赤で行っている。

　そして、それと同じ文脈の中で、「研修医を一緒に育てよう」という機運が高まったのは自然の成り行きと言えよう。それは、研修医が二つの病院を自由に行き来しながら研修できる体制を作ることだった。お互いが研修の基幹

病院であるとともに、他方の協力病院でもあるとして登録する。そうやって、研修できる診療科が一つの病院に偏ることなくできあがる。**研修医を一つの病院ではなく、釧路で育てる**。素晴らしいキャッチコピーだと思った。実際、東京や札幌で開催された研修医候補の学生との面接では、「釧路で育てる」という言葉に食指が動かされた学生はたくさんいたし、何人かは労災あるいは日赤の研修医となった。

　そして、その「釧路で育てる」が2020年度からさらに充実したものとなった。以前からオファーしていた市立釧路総合病院が、ついにNRの研修医指導に加わることになったのだ。市立病院の強みは、ハートセンター、ICU、胸部外科など心臓・胸部系である。これらは研修医が最も期待する部門でもある。これで名実ともに、「釧路で育てる」体制が整った。例えば、昨年当院に入ってきた研修医の内科研修を見てみると、1年目の6か月は当院の内科（総合、消化器、血液、癌治療）、神経内科、そして2年目の選択で、日赤の膠原病内科、市立の循環器内科を回ることができている。病院を超えた連携で、研修の幅を持たせられることは、研修医にとっても非常にメリットが大きい。そして何より、それぞれに特徴のある3つの病院を回ることで、新たな指導医やメディカルスタッフと巡り合い、自分のロールモデルを見つけ出す機会が広がるし、今後の自分の働く場所のイメージがより一層膨らむに違いない。

　カムバックサーモンなどとは言ってみてはいるが、自分の病院に戻ってこなくてもいいのだ。釧路に戻ってくることがあればそれで何よりということである。

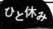

病院間シャトルバスの夢

　NRホスピタル構想の中で、日赤のN副院長と語り合った夢の一つに、病院間のバス運行もあった。日赤と労災は直線距離で1kmもない目と鼻の先にあるといってよい。ここにシャトルバスを通そうと考えた。労災から日赤へ、日赤から労災へ、患者や家族が自由に行き来できることで、「どちらかの病院に行けば、どんな疾患でも対応できる」というキャッチコピーが現実のものとなる。

　この発想は二人の副院長を興奮させた。しかし、両方の病院事務部門から、「運行バスの原資は？」、「誰が運転するの？」、「事故に遭った場合の責任の所在は？」などなど、現実的な問題が矢継ぎ早に発せられ、残念ながら私たちの熱い思いはあっけなく討ち取られることになった。

鍛錬 30 ケニア医療ボランティアで得たもの

　「井の中の蛙、大海を知らず」とは荘子の有名な故事成語を出典とする。狭い境遇や社会に満足してそれにあぐらをかいている世間知らずで見識の狭い輩(やから)と揶揄する時に使われる。医者となってから多くの時間（30年以上も！）をこの地で過ごしている自戒の言葉でもあるし、事あるごとに研修医にも共有してもらいたい言葉である。地域に根ざすことの大切さは身に染みてわかっているつもりでも、根ざしたからそれだけで満足してはいけない。常に新しい風を入れてやることが大切だ。どこから？　もちろん狭い井戸の上に広がる大きな、そして高い空からだ。

「井の中の蛙、大海を知らず。されど空の高みを知る。」

　誰が付け加えたかは定かではないがこれは真実だ。狭い地の底であがいているからこそ、見上げた空がいかに高いかを理解する。空は外界に通じているのだ。常にアンテナを空に向け、グローバルな考え方を持ちつつ、実際の行動はローカルに徹する。つまり Think globally, Act locally こそ地域医療の神髄なのだと思う。

　私は、偶然のようなきっかけでケニアに日参するようになった。話はニューヨークから始まる。

　1998年1月、N.Y.マンハッタンは身を切るような寒さだった。エイズケアプログラムを学ぶため、私はコロンビア大学を訪れ、稲田頼太郎博士※と面談した。

「これからの1か月、厳しい研修になりますよ。」

　小柄な東洋人は、しかし眼光鋭く私に言った。当時、日本では医療界であっ

てもエイズに対する差別・偏見がまだ根強く残っており、診療拒否が相次いでいた。そもそも診療経験がない病院が全国にあまたあった。そのような中で、国は薬害エイズ訴訟和解における原告団との約束として、エイズ診療治療の均てん化を打ち出し、全国にエイズ診療拠点病院を設置した。当院もその命を受け、HIVエイズ診療の整備が急務となった時、その責任者として内科部長であった私が当然のごとく（周りはそんな感じだった）任命された。

　学ぶなら最先端のアメリカしかない。そう考えて、稲田博士が主宰していたニューヨークでのエイズケアプログラムに単身乗り込んだのだった。当時は、プロテアーゼ・インヒビター（PI）という新しい作用の薬が登場し、HIVの薬物治療が飛躍的に進歩し始めた頃だったが、コロンビア大学のセントルークス病院にはまだエイズ病棟があった。またニューヨークの各所にエイズのためのホスピスや末期エイズ患者の在宅診療ネットワークが存在していた。その頃はまだエイズは死と直結していたのだ。私は稲田博士の作り上げたプログラムの中でエイズケアを学び、帰国後細々とHIV/AIDS診療を開始した。

　2001年その稲田博士から突然電話がきた。
「N.Y.のHIVエイズ診療は薬剤の進歩でかなり安定化してきた。これからはアフリカだよ、宮城島くん。ケニアでフリーメディカルキャンプを立ち上げHIVの拾い上げをするのだが、医師として参加してくれないか？」
　井戸の底にへばりついていた蛙は、思わず即答したのだった。
「わかりました！」
　大学医局の教授の誘いを、やんわりと婉曲的に断った自分が、今度は即答している！

　ケニアの首都ナイロビは計画的に作られた近代的都市だ。しかし、その周囲をドーナツ状にスラム地区が取り巻く。著しい貧困のため、医療へのアクセスがままならず、売春を仲立ちとしたHIVが蔓延するような地域だった。

2000年当時はスラム住民のHIV陽性率は25%にもなっていた。そんな場所で、無料診療所を開設し、一般診療のかたわら、HIV検査を行う。陽性者には医療へのアクセスの道を、陰性者には予防啓発を行うことがイルファー（ILFAR）の目的だった。そこに私は内科医として毎年参加することとなった。

　わずか1週間程度のキャンプであるが、毎日300人を超える患者が集まってくる。熱帯特有の感染症はもちろんのこと、腹痛、下痢、熱、咳、関節痛、外傷など様々な症状を持ってくる。それを問診と視診と聴診と触診で当たりをつけてわずかな処方をする。その繰り返しだ。機器といえば、ペンライト、聴診器と体温計、血圧計くらい。数年前からはポータブルエコーを日本から持参し、診断能力が格段に上がったが、その程度だ。もちろん血液検査も最小限。HIV検査が主体だった。悪戦苦闘しながら、おぼろげながらの診断を見つける中で、いかに自分が、日本という医療資源に恵まれた環境にあぐらをかいているかを実感することになった。有り余るほどの検査と画像に囲まれて優雅に診断をしていたかを思い知った。
　これを研修医に経験させられないか。医療資源の乏しい中で、医師はどうやって患者と対峙し解決の糸口を見出していくのか。そうだ、研修医を連れてこよう。

　初期研修医のプログラムは厚労省がきっちりと管理している。そこに海外研修の余裕などない。また責任問題も起こりうる。したがって、専攻医をターゲットにした。当院の初期研修医のプログラムを終了し、そのまま内科医として当院に残って後期研修に参入した医師を、ケニア医療支援に連れて行くことにした。基本は自己責任ではあるが、病院もその設立団体本部も出張扱い（特別休暇）でのサポートをしてくれた。

　2009年に初めて研修医を連れて行った。日本とは全く環境の異なる中で、研修医の目は輝きだし、あらゆるものに興味が注がれ、たどたどしい英語ながらもじっくり会話し、じっくり触り、じっくり聴診し、何かを見つけ出す苦

しみをむしろ楽しんでいた。これこそ研修医が経験すべき事柄なのかもしれないと思った。

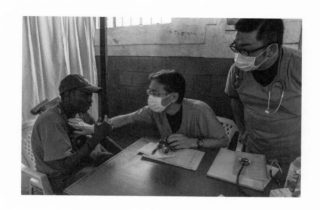

　以後10人ほどの研修医を参加させたが、ケニアでの診療を通して、わずかながらでも国際貢献に関わったという満足感と他の地域から来ている医療者との協働による一体感、そして触れて聞くという医療の根源の体験と同時に、いかに日本の医療が恵まれた環境にあるかということを自覚することは、これから医師として歩む人生の中で、大きな財産になると確信した。おまけのような話だが、ケニアに行きたくて入局したという猛者もいたくらいだ。

　私は、釧路での医療もケニアでの医療も同じ地域医療だと思っている。地理的距離は遠いが、ちょっと往診に行ってくるよ。そんなイメージで両方の地域医療に関わっていけることが「井の中の蛙」の本懐である。まさにThink globally, Act locallyなのだ。

※：稲田頼太郎博士
獣医師、医学博士。東京大学大学院を卒業後、1976年コロンビア大学附属セントルークス・ルーズベルト病院に勤務し、腎移植免疫、自己免疫病の臨床研究に入る。1980年 HIV/AIDS の研究を開始。1993年イナダ-ラングエイズ研究財団（ILFAR）を設立し、ボランティアで日本の医療従事者のエイズ医療研修を開始（2003年までに100人以上の医療関係者の研修を実施。宮城島も1998年その研修に参加）。2000年よりナイロビ市スラム地区で無料診療活動を開始し、2010年、現地でのエイズ医療体制確立のため単身でケニア移住、現在に至る。
NPO法人 ILFAR ホームページ；https://inadaetal.wordpress.com

つまずいた者たちへのエール

　釧路ろうさい病院の内科を預かってから30年が経過しようとしている。その間に私の上を100人近い研修医が通り過ぎて行った。順調に育ち、大学のメインスタッフになっている者も数多くいるし、全国に飛び出して、専門分野での要職を務めている者もいる。しかし中には、つまずきを経験した者もいる。実はそんな彼らの印象のほうが強い。

　当時は私も若かった。筆頭部長になったのが36歳の時。医師の定着しない地方の病院ではどこでもそんなもんだっただろうが、人を指導するにはまだまだ稲穂が実っていなかった。

　今思えば、その頃の私は体育会系指導が主体だった。みんなでうさぎ跳びこそしなかったが、とにかく、内科医全員で何かをすることを重要視していた（飲み会も含めて）。なにぶん若い（私も若かった）チームだったので、そうやってスクラムを組んで目の前に差し迫るなすべき医療をこなしていったつもりでいた。よい解釈をすれば、一人で悩まずに、みんなで共有し解決することを目指したということだが、それは個々に同じレベルのエフォートを強要することにつながる可能性がある。そこには個をおもんぱかる気持ちが少なかったような気もする。

　「“釧路に行って1回死んでこい！”と言われて来ました……」と、最初に挨拶した後期研修医がいた。大学で才能を持て余しながら、のらりくらりと過ごしていたのを見かねた指導医からそう言われたのだという。大学医局が釧路の内科は体育会系だと認識されていたのは知っている。徹底的に鍛えられてこいというエールだったのだろう。

こうやって書き連ねてきた研修のための語録も、決して最初から意図され
て実践してきたものではなく、私自身も指導のつまずきを経ながら辿り着い
た結論と言えるかもしれない。それこそつまずいた者たちへの言い訳に過ぎ
ないのかもしれないが、しかし、最後に事実として留めておきたいことがあ
る。それが、つまずいた者たちへのエールになるのなら。

1 精神科に自分で入院した男

　私が初めて研修医の指導を請け負ったのが、医局から2年目で派遣された3
人の医師だった。その頃はまだ研修制度がないから、私の履歴と同じ流れで
の地方勤務となる。3人とも全く性格が異なっていながら、それぞれの味を出
していたので、ある意味面白おかしくも指導医（私）とともに切磋琢磨して
きたと思っていた。その中で北大卒の一番真面目なHくんが少しずつではある
が、ノルマの遅れがみられるようになってきた。決してできないわけではな
い。技術も追いついている。しかし、おそらくその都度考えるところが多い
のだろう、条件反射的な動きに少し間があった。

　2年目の夏が終わる頃、突然消えた。家族に電話し、めぼしいところ方々に
連絡したが、行方がわからない。そうこうしているうち、その日の午後、帯
広の某精神科の医師から連絡があった。
「先生のところのH先生が当院に入院しています。今朝、"入院させてほしい"
と突然受診されたのです。本人の了解をとって今連絡させていただきまし
た。」
　これには絶句した。何が起こったのだ？
「すぐ行きます。会わせていただけますね？」
　仕事そっちのけで、直ちに帯広へ車を走らせ、辿り着いたのは鍵のかかっ
た個室だった。日常用具も何もなく、スチールの冷たいベッドだけのがらん
とした病室に、上を向いてまっすぐな姿勢で寝ている彼がいた。

　適応障害によるうつ状態。自殺念慮があったので、隔離入院となっている
らしい。きっとこの1年半、ところどころでサインを出していたのだろう。し

かし私は、そのサインを見逃し、何も知らずに、集団の中の一人として叱咤
ばかりしていたのだ。そんな自分に腹が立った。そうして申し訳ないと心か
ら思った。

　その後、彼は地元の札幌に戻り療養して回復したが、自分で自分を冷静に
判断し、自分の意思で精神科を受診し、自分の意思で入院したことに、私は
彼の才能を感じた。それが彼の次のキャリアパスにつながると信じた。そし
てその通りになった。彼は精神科医として復活した。今では内科での身体障
害患者を扱った経験を活かし、精神障害と身体障害の橋渡しのできる優秀な
精神科医として地域で活躍している。

2 ネギ嫌いの脳梗塞

　彼も北大第三内科（当時）入局後2年目に派遣された。地元東北海道出身と
いうこともあり望んで釧路に飛び込んできてくれた有望株だ。日々の厳しい
臨床に耐え、恒例の夜の街でのカンファレンスもほぼ順当にこなしていた。あ
る日の朝、出勤してこない。迎えに行ってみると、嘔吐の跡があり、床に臥
せていた。診察の結果は軽度ではあるが、脳梗塞だった。幸い後遺症なく回
復したが、以後の研修強度はかなり減弱しなくてはならなかった。もちろん
当直も夜間緊急対応も免除とした。基礎疾患のない全く健康な若者である。
「なぜ、脳血管障害？」と誰もが思う。一番そう思われたのが、ご家族だろう。
飲み会が多かったからなのではないのか？　とも訝しがられた。確かに、発
症の前日も飲みに行っていた。ところが彼には独特な偏食があった。ネギを
一切食べないのだ。それが原因かもしれないと思ったが、口に出すことはで
きなかった。その年、彼の結婚式が執り行われた。直属の上司として、スピー
チを求められ、最後に新婦に向けてこう言った。
「彼はネギを食べません。病気の予防のためにもぜひネギを食べられるように
してください。」
　両家族は、ポカンと口を開けて聞いていたが、笑いの中に許してくれた。

　釧路研修は1年で終わりとなり、少し忙しさが緩和される地方病院に異動と
なった。釧路で貪欲に研修を積んで成長著しい本人にとっては残念だったと
思う。しかも、異動した病院では、なぜ当直ができないのかと嫌味を言われ
たと述懐していた。そんな中で体を酷使しなくてもできることを模索し、彼
は臨床腫瘍内科医になった。今では、北海道のみならず、全国に名を馳せた
消化器がん化学療法のオピニオンリーダーとなっている。

3 失踪

　自分は夏休みだった。島根県松江の宍道湖のほとりにあるホテルでのんびりと寛いでいた時だった。鳴るはずのない病院電話が鳴った。内科中堅のドクターからで、「M先生がいなくなりました」とのこと。
「え……。で、居場所はわかるのか？」
「携帯には出ますが、今は言いたくないと。探さないでくれと。」

　宍道湖の輝く湖面を見下ろしながら、明日にもここを出なくてはいけないだろうなと思いながら、まずは生きていることに安堵した。そしてまず今やることを考えた。
「俺が電話で話したい。番号を教えてくれないか。」

　彼が電話口で話すには、突然体が動かなくなって出勤できなくなったということだった。体調は悪くないとも。積もり積もったストレスが彼をそうさせたようだ。患者とのストレス、看護師とのストレス。そして我々の要求に対するストレスが、一時的な逃避行動に走らせたのだと理解した。
「で、今どうしたい？」
　彼の話を一通り聞いてから、ひと言だけ聞いてみた。
「少し離れていたい。」
「じゃあ、こうしよう。2週間自由にしていろ。病院のことは気にするな。長い夏休みだと思って好きに使え。連絡したければいつでも連絡していいが、こちらからは連絡しない。どこにいるとも詮索しない。ただ2週間明けたら必ず一度は帰って来いよ。」
　残された医師たちはその始末に大変苦労したが、彼は約束通り2週間後に帰ってきた。誰も何も聞かなかった。普通に仕事が始まって普通に時が経った。

今、彼も臨床腫瘍内科医として、関東圏でリーダーとして働いている。別にトラブルがあった者が臨床腫瘍内科医になっているわけではなく偶然であることを理解してほしい。というか、当科の研修を終えて、臨床腫瘍内科を目指す医師が非常に多いのだ。

　今でも久しぶりに会うと、心から嬉しそうな顔をして近寄ってきてくれる。もちろん失踪のことなど話題にもならないし、するつもりもない。

4 トイレに籠城した女医

　一度に4人の女医が派遣されたことがある。医局長に派遣を打診された時、私の反応は、別に否定的ではなかったと思うが、とても驚いたことを覚えている。それまで、女医はいても一人だった。今でこそ男、女の異同には細心の注意を払わなくてはならないが、当時は、田舎でかつ忙しい病院には女医は来ないだろう（医局が来させないだろう）というのが暗黙の了解だった。

「4人とも釧路での研修を希望していますので、よろしくお願いします。」
　医局長の言葉はある意味明解だった。男、女ではない。釧路を希望した研修医が偶然みんな女性だったということだ。かくしてその年、10人の内科医の4人が女医となった。

　大勢の男性の中に一人の女性という構成チームは何度も見てきたし経験してきた。そういう女医は、特別であることを嫌うし、むしろ男性より堂々と介入してくるので、扱いに抵抗はなかったが、4人が並ばれるとさすがに、指導医みんなが面食らった。それでも男女区別せずに着々と診療、研修に励んでいった。ただ、面白いことがあった。4人の女性の中で何となくヒエラルキーができることに気がついた。そしてサブグループができあがる。普通は2対2なのかと思うが、どうも違う。1対2対1。ヒエラルキーの頂点的存在の元気のよい女医、それに従うでもなくマイペースで何となくつるむ二人。そしてとにかくみんなに付いていこうとする少々おとなしい一人。それはそれ、微妙ながらもうまいバランスを取りながらみんなが成長すればそれでよし。そう思って見守っていた。

　ところが事が起こった。その少々おとなしい姫が昼から消えた。またかと

思った。みんなで探したがいない。ただ宿舎に帰っている形跡もない。悶々として夕方になった。

「いました！」、と病院が閉まりかけた時、女医軍団のリーダー的存在の女医が叫んだ。なんと女子トイレの個室に籠城していたのだった。延々6時間！

トイレから出てきた彼女に、どうしたのかとやんわり聞いてみた。ある指導医の注意の言葉（彼は彼女のできなかったことを適切に忠告し指導していた）で、プチンと糸が切れちゃったという。頑張って頑張ってみんなに付いていったけど、もうダメだった。

男性は男同士の切磋琢磨には慣れている。ライバル意識も火花を散らす。そもそも男とはそういうものだ。女性医師が男性社会だった医療界に果敢に挑戦し風穴を開けてきたのも見てきた。すなわち女性医師と男性医師との切磋琢磨も見慣れた光景だった。しかし、女性医師同士の張り合いはあまり想像したことがなかった。彼女が同期の女性たちに何とか付いていこうとして、人知れず努力していたのを理解しきれていなかった。後で、彼女の父親（札幌で開業医をしている）と電話で話をした。状況を伝えたうえで、彼女の頑張りをサポートできなかったことを詫びた。「わかりました。こちらで引き取らせていただきます」と言われた。

後に彼女は第三内科を退局し、結婚をして幸せな家庭の中にいる。健診医などをしながら医師として活躍していると風の便りに聞いた。

5 スタッフとのコミュニケーションがとれないトラブルメーカー

　素晴らしく、頭の切れる研修医だった。一を聞けば十の答えが返ってくるし、返答も速い。しゃべり方も立て板に水だ。学部時代にも方々の医局を渡り歩き、下手な指導医より最新の医療を理解しているようにもみえた。「どうしてこんな優秀な子がうちに来たんだ？」と思った。

　消化器内視鏡手技もあっという間にものにし、消化器内視鏡専門医になるべく、早くから数をこなし、研鑽を積んでいった。ところが、彼には欠点があった。スタッフとのコミュニケーションが恐ろしくとれていないのだ。みんなが一同に言うのは、何でも上から目線だと。指導医と研修医との関係はある意味蜜月であり、彼も私には従順な研修医に見えたので、周りから言われるまで気がつかなかったのだ。しかし現場では多くの軋轢が生まれた。問題が勃発するたびに、彼を呼んで注意する。その時は「わかりました」と、素直に応じる。しかし、また。その繰り返しだった。

　貪欲に内視鏡を学ぶ姿は一流だ。いずれ内視鏡の第一人者になるかもしれない。良いところを伸ばしてやれば、きっとそのうち己の問題に気がつくという信念で4年付き合った。しかし、最後に救急隊と問題を起こした。というより、救急隊から、「この医師がいる限り釧路ろうさい病院には送れない」との通告が入った。救急委員会でも大問題となった。院長からは彼を救急から外すようにと圧力がかかった。しかし彼が救急から外れると、内科の救急当番が立ち行かなくなる。彼を連れて院長に謝りに行った。そしてもう二度と救急隊を軽んじたり、相手が不快になるような言動はしないと告げ、免罪符を請うた。「今度したらどうする」と院長。「いやもうさせません」と私。「いやいや絶対同じことが起こる。今度起こったら病院が終わる」と院長。押し

問答の末、私はこう告げた。

「次に彼が同じことを起こしたら、彼とともに私も辞めます。」

　言ってしまった。まあ本当のところそれでもいいと思った。鬼気迫る言葉にさすがに院長も矛を収めた。ところが、今度は内科医局が黙っていなかった。

「あんな研修医のために先生が辞めなければならないなんてありえない。」

　そう言って、彼が救急隊と顔を合わせないようなシステムを作り上げ、何とか以後事無くして研修期間満了となった。

　最後の日、みんなの寄せ書きを渡した。

「内視鏡の技術は確かに人を助ける。しかし、言葉一つで治ることもあるのだよ。」

　私は、彼の色紙にそう書いた。

　最近このようなコミュニケーション障害は病気として取り上げられるようになった。しかしそのボーダーラインはまだまだ現場に隠れていそうな気がする。個性なんだと主張すればそのような気がするし、それを認める鷹揚な社会こそが必要なのだとも思う。いずれにしてもこれからも彼らのようなキャラクターの研修医と付き合っていかなければならないだろう。医師は全人的であれと教育しているが、それがかなわない場合どうするのか、私にはまだ答えがない。

　現在、その彼は、総合病院の消化器病専門領域で厳しい指導を受けていると聞いているだけで、悪い話は聞こえていない。ただ私の指導が悪かっただけかもしれないのだ。

6 遅れてきた青年

　ラグビー日本代表のエースとして日本中を沸かせた福岡堅樹さんが医師を目指して医学部に入学したのは、爽やかなニュースとして全国に広がった。現役生とは10歳も違う彼だが、そんな差など感じさせずにスマートな医師になるだろう。

　社会人を経験してから医師になるのはそう珍しくなくなった。当院の初期研修医にも、創薬の研究者としての社会人経歴を積んだ後に医学部に入り直してやってきた者、獣医師として長年家畜の治療をした後に人間を診るために医者になった者（ダブルライセンス！）などがいる。ある程度年をとって医者になったがために、少しでも早くスキルをものにしたいとの思惑もあって、当院に飛び込んできてくれたと理解している。どちらも初期研修終了後そのまま後期研修医として当科に残り、今では立派な消化器内科医として、各地で活躍している。

　もう一人、遅れてきた青年がいた。ただ遅れた理由が独特であった。5浪で地方の国立大学医学部に入学し、3年の国試浪人を経て医師となった。北大での初期研修医期間を終了後、消化器内科医局にいたH医師の強い勧めで、精神科から消化器内科に志望を変え、さらに同医師より釧路での研修を強力に勧められ当院にやってきた。

　第一印象は無口でおとなしくて、腰が低く、声をかけると、若干おどおどした態度に見えた。ちょっと自信なさげではあったが、彼の医師になるまでの経歴をみれば、さもありなんと思われた。そのうちたくましくなるさ、と軽い気持で彼と付き合い始めた。いつものマンツーマン指導によるオン・

ザ・ジョブトレーニングである。外来での患者対応はもちろんのこと、病棟主治医としても患者や家族とコミュニケーション研修も始まった。ところが、ことごとく患者からクレームがきた。まず、彼のおどおどした態度の説明に患者が不信感を抱く、そしてそのうち彼がパニックになり突然キレるというのだ。看護師や他の医療従事者からの感想も同じようなものだった。

　彼といろいろ話し合い、時に注意し、時に励まししているうちに、発達障害の一つ、ADHD（注意欠如・多動症）の多動性衝動性による症状に近いものと考えるに至ったが、いきなりそのようなレッテルを彼に貼り付ける勇気が私にはなかった。その特性をうまくコントロールする術を身につけることに一緒に専心した。常に、彼のおかれている環境を意識し、対応してきた1年だったが、当院独特の忙しさの中での研修サポートにさすがに私も疲れ果てた。同僚たちも彼を特別待遇するのに疲れ果てた。結局1年で医局に戻されることになったが、最終的に医局人事から外れることになった。何とも後味の悪い別れだった。

　当院の元院長K先生の口添えのおかげで、最終的に彼は東北地方の療養型病院の勤務医に落ち着いた。ありがたいことに、くだんの入局を勧めたH先生もK先生も優しく彼をサポートしてくれていたのだ。しばらくして、「内科認定医（当時）をとりたいので、釧路での症例を使わせてください」とメールがきた。前向きな彼の言葉が嬉しかった。「ついにゼク（解剖：病理解剖）をとりました！」との連絡もきた。ゼクは、患者家族との信頼関係がなくてはとれない。そうか、そこまでできているんだと感動した。程なくして、結婚したとの報告が飛び込んできた。どうやら婚活で知り合ったらしい。釧路で何もしてやれなかった自分が情けなかったが、それほど忙しくない環境で、比較的ゆったり対応できる場面が少しずつ彼の特性に合致してきたのだと理解した。そしてH、K両先生に感謝した。

　しかし、それから間もなくだった。H先生からの突然の電話だった。

「Ｎ先生が、くも膜下出血で亡くなりました。」
「……。」

　私は、釧路ろうさい病院という環境の中では、彼を指導できなかった。
ＡＤＨＤの可能性に思い至った時、なぜ専門医への橋渡しができなかったのか。
簡単に病気で片づけたくないという自分勝手の妄想が、彼の成長を妨げたの
かもしれないと悔やんだ。Ｈ先生やＫ先生のような懐の深さもなかった。そし
て彼が死んだ。
　葬儀が終わった後、彼の父親から丁寧な手紙がきた。
「息子も短い命でしたが、みなさまに暖かく守られ、医師として目的に向かっ
て進むことができたのだと思います。ありがとうございました。」

　彼の目的って、一体何だったのだろう。結局それも聞かずままに、思い込
みの指導の型にはめようとしていた自分を改めて悔いた。

　みんなちがって、みんないい。
　金子みすゞの詩の一節がいつまでも頭で回っていた。

エピローグ
研修のその先にみえてくるもの

　江戸時代の儒学者、貝原益軒は『養生訓』の中で、「医は仁術なり。仁愛の心を本とし、人を救うを以て志とすべし。わが身の利養を専ら志すべからず。天地のうみそだて給える人をすくいたすけ、萬民の生死をつかさどる術なれば，医を民の司命という。きわめて大事の職分なり」と書いた。

　すなわち、「医とは人命を救う博愛の道」（『広辞苑』より）である。しかし救えない人命のほうが多い。長く医者をやっていると、そんな思いに駆られることがある。

　現代医療で治せない不治の病は確実に存在する。あらゆる手段を使って癌に挑んできても、負ける時は負ける。ただ、負けを負けとしないこと、すなわち**人命の終着を負けと考えないで、穏やかに送り出し、残された人たちへ心の橋渡しを手伝うのも人命（本人ではなく、家族たちの）を救うことになりはしないだろうか**。研修医とともに毎日を送る生活をしていると、彼らに「医とは何ぞや」と問いかけることがある。多くは宴席での戯言に過ぎないのであるが、私自身明確な解答はない。そんな中で、ふと、「救う命は患者本人のそれだけではないのではないか」と思い始めるようになった。患者の命をそっくり、家族へお渡しする。これも、臨床の現場で働く医師が行い得る仁術なのだと思う。むしろそちらの比重が大きいのではないだろうか。

　一方、言葉一つで、患者を、家族を死なせてしまうこともある。私たちはもっと言葉を大切にしなくてはならない。もちろん医療技術の習得は医師として必須であり、指導医としてもその研修医の技術習得のために、多くの時間を割くが、**私は、患者だけではなく家族とも寄り添う仁術としての医を研**

修の中で理解し、経験してほしいと思う。家族との間にこそ言葉のコミュニケーションが必要なのだ。

　医療は、①技術、②地域に根ざすシステム、③患者家族医療者とのコミュニケーションスキル、この三つがなければ成り立たないと思う。一つとして欠けてはいけない。神の手を持つ医師が崇められたとしても、それはその技術の範囲内でしか患者を助けられないし、そのテクニックがシステムの中で活かされ受け継がれなければ、持続可能性は担保されない。前述の研修医（「つまずいたものたちへのエール」→p.92参照）のように、内視鏡技術が上達しても、患者や他のメディカルスタッフとコミュニケーションがうまくいかなくては、せっかくの技術が活かされることはない。

　私が語ってきた研修医指導語録は、このような発想から絞り出されたものだと今改めて感じている。

　戦後間もなく始まったインターン制度、そして医局主導の時代を経てその時代に合った臨床研修制度が作られてきた。しかし、今の研修制度が完璧かといえばそうではない。相変わらず、医師の都会への偏在が解消されていないし、科の偏在も顕著になりつつある。システムとしての医療から外れ、フリーランスとして個人の責任で生きる医師も増えてしまった。いずれまた変化する時代に合わせて、制度は変わっていくであろうが、私たちは、今生きている制度の中で、研修医を育て上げなければならない。過去の医局という徒弟制度がやり玉にあげられたように、今のやり方が未来では「間違っている」と言われることもあながちあり得ない話ではないのだ。

　昭和の時代に医者になった私は、医局制度の強固なヒエラルキーの中で先達の背中を見て育った。そんな医師が、新しい臨床研修制度で送り込まれてきた研修医をどう指導し、教育するか。実は並大抵のことではなかった。なぜなら、自分の受けた教育システムの全否定から始まらなければならなかった。背中を見せてはいけない、そして相対して（腹を見せて）対話することが求められたのだ。

個人を守る社会が涵養される中で、パワハラ（パワーハラスメント）、アカハラ（アカデミックハラスメント）は禁忌である。そう思わせたらもう負けだ。どうやって、思いを伝えるか、日々自戒しながら彼らと付き合ってきたと言っていい。

　彼らの希望は何なのか？　そもそも医師になった目的は？　いろいろ妄想しながらも、来る者は拒まない精神で、そこにある人材をこよなく愛してきたつもりだ。時に腫れ物に触るように、時にガラスの心を割らないように。しかし、幸いなことに、当院に飛び込んできてくれた研修医は、その多くが求めるべき目的を持ち、貪欲にスキルやコミュニケーションを磨いていった。そして大海に泳ぎ出て、さらにパワーアップしてアカデミアの領域に、地域医療に、そして後進の指導にあたってくれた。彼らのカムバック（サーモン）がなければ、少なくとも釧路の内科医療はここまで持続していなかったと言ってもいい。

　今やEvidence Based Medicine（EBM；科学的証拠に基づいた医療）が花盛りである。確かに生存率が80％の治療のほうが、20％のそれより説得力がある。しかし、それは確率の問題で、個々の患者には通用しないこともある。80％の生存率であっても、20％はその枠からは外れるわけだし、もしその患者が生存率20％の確率の治療を選択して、20％の枠に入れば、生存できることになる。私たちがEBMを根拠としても、当人にとっては良くなるか良くならないかの二つに一つなのだ。

　そういう意味でEBMは万能ではない。少なくとも双方のコミュニケーションの領域ではそう意識していなくてはいけないと思う。そもそも、医療そのものすべてがEBMに準拠しているものではない。個々の患者に合った医療は個々の患者の数だけあるのだ。それは今急速な勢いで進化し続けるPersonalized Medicine（個別化医療；バイオテクノロジーに基づく患者の個別診断と、治療に影響を及ぼす環境因子を考慮し、個人に適した治療法を提

供すること。アメリカのバラク・オバマ元大統領が2015年に提唱したPrecision Medicine Initiativeも現在ではほぼ同じ意味で使われる）とはニュアンスが違う。癌の遺伝子変異を拠り所にする個別化治療は間違いなくEBMに基づいたものだからだ。

　治療の選択はEBMを基本として論じるのはもちろんだが、患者の心に寄り添って得た結論としてEBMから外れる選択も否定しない。そういう医師を目指してほしい。そこには経験という澱のような積み重ねが必要であり、その経験を伝授することも指導医の役目なのではないかと思う。

　あえて、Experience Based MedicineとしてのEBMを語ると前置きして、ここまで語ってきたのはそんな思いからだった。「井の中の蛙、大海を知らず」を常に自戒の言葉としながらも、意識的に地方の定点から動くことなく、向こうから寄ってくる研修医と対峙するというスタンスを守りつつ、私のEBM（経験に基づく医療）を提供してきた是非については、私の上を通り過ぎていった100人もの研修医がいずれ自分たちの医療の中で判断してくれるだろう。

　最後に、自分が教わってきた徒弟制度的指導を否定し、時代の波として押し寄せてきたEBM（科学的根拠に基づいた医療）やIC（インフォームド・コンセント）の言葉に感化され、時にハラスメントという言葉におののきながらも、研修医とともに今日までこられたことを心から幸せに思う。

索引 INDEX

著者プロフィール

宮城島 拓人（みやぎしま たくと）

釧路ろうさい病院内科医・副院長

1959 年北海道釧路市生まれ、釧路湖陵高校卒業。1984 年北海道大学医学部卒業後北大第三内科入局。1993 年北海道大学大学院卒業後釧路ろうさい病院勤務となり、札幌と釧路しか住んだことのないという医師としては極めて単純な履歴を持つ。HIV 診療をきっかけとして、2001 年からケニアでの医療支援を開始。
コロナ禍で出国制限がかかるまで約 20 年にわたって、釧路もケニアも同じ地域医療との信念のもと、ケニアへの往診を継続。ケニアで見た大草原でサックスを吹きたいという衝動にかられ、40 歳を過ぎてサックスを手習い。ジャズセッションが最大の心の癒しとなっている。
研修医とは夜の酒のセッションを最大の楽しみとしていたが、コロナ禍で悶々としている日々。

Dr.ミヤタクの研修医養成ギプス
わたしが実践してきた研修医指導内容とその方法論

2021年11月11日　　第 1 版第 1 刷 ©
2022年 1 月30日　　第 1 版第 2 刷

著者 ······················	宮城島拓人　MIYAGISHIMA, Takuto
発行者 ····················	宇山閑文
発行所 ····················	株式会社金芳堂
	〒606-8425 京都市左京区鹿ケ谷西寺ノ前町34 番地
	振替　01030-1-15605
	電話　075-751-1111（代）
	https://www.kinpodo-pub.co.jp/
装丁・本デザイン …	naji design
印刷・製本··············	モリモト印刷株式会社

落丁・乱丁本は直接小社へお送りください. お取替え致します.

Printed in Japan
ISBN978-4-7653-1884-6